C·H·Beck
PAPERBACK

Dr. med. Jördis Frommhold

LongCovid

Die neue Volkskrankheit

Wie man sie erkennt,
warum sie so viele betrifft
und was wirklich hilft

C.H.Beck

Mit 7 Schaubildern und Graphiken

Webadressen von Rehabilitationskliniken, Selbsthilfegruppen und anderen Einrichtungen in Deutschland, die im Bereich LongCovid arbeiten, finden sich als Internetanhang zu diesem Buch unter:
www.chbeck.de/LongCovid

Abb. 1: Prof. Dr. Ruth Deck, Leitung Fachbereich Rehabilitation, Institut für Sozialmedizin und Epidemiologie der Universität zu Lübeck; Abb. 2: Dr. Jördis Frommhold; Abb. 3–7: © Peter Palm, Berlin (nach Dr. Jördis Frommhold)

Originalausgabe
© Verlag C.H.Beck oHG, München 2022
www.chbeck.de
Umschlaggestaltung: geviert.com, Christian Otto
Umschlagabbildung: Dr. med. Jördis Frommhold,
© picture alliance/dpa/dpa-Zentralbild/Bernd Wüstneck;
Hintergrund: © Shutterstock
Satz: C.H.Beck.Media.Solutions, Nördlingen
Druck und Bindung: Pustet, Regensburg
Gedruckt auf säurefreiem und alterungsbeständigem Papier
(hergestellt aus chlorfrei gebleichtem Zellstoff)
Printed in Germany
ISBN 978 3 406 78356 2

myclimate

klimaneutral produziert
www.chbeck.de/nachhaltig

*Meinen Liebsten,
die mich immer unterstützen*

Inhalt

Statt einer Einleitung	9
Patientenschicksale und Erfahrungen, die man nie vergisst	9
Wie die Pandemie unsere Realität verändert hat	19
Epidemiologische Einordnung	23
Grundbegriffe richtig verstehen	23
Volkskrankheit SARS-CoV-2	25
Genesen ist nicht gesund	30
Der typische Akutverlauf einer COVID-19-Infektion	30
Was heißt hier «Genesen»?	35
Möglichkeiten der Klassifizierung	37
Post-COVID – Folge einer lebensbedrohlichen COVID-19-Akutinfektion	50
Symptome und Belastungen	50
Therapieoptionen während der Rehabilitation	57
Pionierarbeit – Lernen von Patienten	81
LongCovid – Unberechenbare Spätfolge einer moderaten COVID-19-Akutinfektion	104
Symptome, mögliche Ursachen und Diagnostik	104
Therapieoptionen im Rahmen der Rehabilitation	118
Experimentelle Therapieansätze	137
LongCovid – auch eine Kinderkrankheit	151

Versorgungsstrukturen und ihre Grenzen 154
Aufklärung mit Hilfe der Medien – LongCovid
akzeptieren! 154
Möglichkeiten der Versorgung 157

Wege aus der Krise – die Pandemie als Lehrmeister 164

Schlusswort 167

Register 169

Statt einer Einleitung

Patientenschicksale und Erfahrungen, die man nie vergisst

Dieses Buch hätte nicht entstehen können, wenn mir nicht meine Patienten so viel Vertrauen und Geduld entgegengebracht hätten – wenn sie mir nicht so viel Gelegenheit gegeben hätten zu lernen. Das ist alles andere als eine Selbstverständlichkeit, wenn man bedenkt, dass ihre Therapien immer wieder angepasst werden mussten. Wenn es darum ging, gemeinsam mit ihnen die bestmöglichen Behandlungsoptionen herauszufinden, kamen beispielsweise auch experimentelle Therapieformen zum Einsatz. Aber wenn jemand schwer krank ist, so gehört einiges dazu, sich gemeinsam mit dem behandelnden Arzt darauf einzulassen, zumal ich ja keinen Therapieerfolg garantieren kann. Ich möchte meinen Patientinnen und Patienten mit diesem Buch etwas von dem zurückgeben, was sie mir durch ihre Größe als meinen Beitrag zur Behandlung von LongCovid erst ermöglicht haben. Und so stehen die folgenden Seiten gewissermaßen unter den Leitmotiven *Dankbarkeit*, *Akzeptanz*, *Respekt* und *Demut*.

In Fachkreisen reißt die Diskussion darüber nicht ab, ob die Beschwerden der von LongCovid Betroffenen tatsächlich auf eine vorausgegangene SARS-CoV-2-Infektion zurückzuführen oder die Ursachen an anderer Stelle zu suchen seien. Dieser Diskurs mutet angesichts der Tatsache, dass wir es nun einmal mit Hunderttausenden, im schlimmsten Fall Millionen von kranken, arbeits- und möglicherweise erwerbsunfähigen (und vergleichsweise jungen) Menschen zu tun haben, ein wenig akademisch an, da wir uns ja auf jeden Fall bestmöglich um sie kümmern müssen. Und das gilt eben auch, wenn wir gegenwärtig noch keine Studien vorliegen haben, die schlussendlich den Kausalzusammenhang zwischen einer Coronainfektion und LongCovid belegen. Wir alle, die wir in Heil- und Pflegeberufen mit diesem wachsenden Ausmaß an Leid und Not im Gefolge einer Coronainfektion konfrontiert sind, können nicht die Hände in den Schoß legen und warten, bis die genauen Kausalzusammenhänge dessen, was wir tagtäglich sehen und erleben, in Forschungseinrichtungen final aufgedröselt sind. Wir müssen jetzt handeln, weil die Patienten mit ihren Symptomen und Beschwerden ernst genommen und akzeptiert werden müssen, um sie behandeln und im besten Falle wieder in ihr ursprüngliches Leben eingliedern zu können. Wenn wir mit unseren LongCovid-Patienten daran arbeiten, dass sie ihre Krankheit akzeptieren und angemessen mit ihr umzugehen lernen, so wird dies nur gelingen können, wenn die Betroffenen erkennen, dass ihnen selbst mit all ihren Beschwerden auch von Seiten der Ärzte, der Kostenträger und – allgemein gesprochen – der Gesellschaft Akzeptanz entgegengebracht wird. Das ist ein dialektischer Prozess, und nur wenn er von allen Beteiligten seriös vorangebracht wird, wird es auch möglich sein, kontinuierlich und nachhaltig Patienten zu helfen und Strategien zu entwickeln, die letztendlich uns alle weiterbringen. Misstrauen heilt nicht und wird am Ende die gesamtgesellschaftlichen Kosten der Pandemie nur erhöhen.

Von den Medien wurde ich häufig gefragt, ob ich denn selbst Angst vor COVID-19 hätte. Als Ärztin weiß ich, dass Angst unseren Körper in einen Alarmzustand versetzt, während dessen das Hormon Adrenalin in großen Mengen ausgeschüttet und der Organismus auf Flucht oder Kampf programmiert wird. Zugleich kann Angst lähmend wirken – auch das ist keine hilfreiche Option in unserer Situation, dies ist mir bereits aus meiner Zeit als Notärztin bewusst. Also kann die Antwort auf diese Frage nur lauten: Angst ist nie ein guter Begleiter, wenn wir konzentriert agieren und eine Situation in ihrer ganzen Komplexität erfassen müssen. Angst trübt den erforderlichen klaren Blick und wird zu unüberlegten Handlungen führen, die nur kontraproduktiv sein können. Der Begriff «Respekt vor der Erkrankung» trifft daher viel besser, was nötig ist. Respekt bedeutet in diesem Fall, dass ich die Pandemie und SARS-CoV-2 sehr ernst nehme und es unabdingbar ist, sich mit diesem Thema zum Wohle aller umfassend auseinanderzusetzen.

Wenn ich also auch keine Angst vor dem Virus habe, so empfinde ich – nächst dem Respekt – sehr wohl etwas, das ich als «Demut» bezeichnen möchte. Diese vielleicht altmodisch anmutende Geisteshaltung, dass es Dinge gibt, die unserem selbstgefälligen Zeitgeist der Allverfügbarkeit entzogen sind, scheint mir im Angesicht einer solchen Bedrohung, mit der wir uns konfrontiert sehen, nur angemessen. Philosophie und Religion haben uns seit der Antike Demut gelehrt; sie hat es verdient, dass wir ihr in jeder Beziehung wieder mehr Beachtung entgegenbringen. Ich finde es bemerkenswert, dass sich selbst Forscher aus dem Management-Bereich wie Bradley Owens und Amy Ou mit der «Demut» befassen: Demnach erkennt der Demütige eigene Stärken und Schwächen, zeigt Anerkennung für die Arbeit anderer, ist immer lernbereit und offen und akzeptiert, dass wir alle nur ein kleiner Teil eines größeren Ganzen sind. So empfinde ich mit Blick auf die Pandemie Demut angesichts meiner eigenen wissenschaftlichen und ärztlich-therapeutischen Grenzen, und ich akzeptiere, dass mir nur die Möglichkeit des Lernens gemeinsam mit meinen Patienten bleibt – möglichst eingebettet in wissenschaftliche Studien, damit auf lange Sicht alle von dem Wissenszuwachs im Kampf gegen LongCovid profitieren können. Aber gerade weil sie mir Vertrauen entgegenbringen, versuche ich, ihnen dies mit größtmöglicher Verantwortung in meinem Handeln zu vergelten. Alles andere wäre das Gegenteil von Respekt und Demut – wäre Hybris, und damit eine Geisteshaltung, die vor dem Hintergrund von Corona so wenig hilfreich wäre wie die Angst.

Hinter mir liegen Erfahrungen mit von LongCovid Betroffenen, die mich in besonderer Weise geprägt, zum Nachdenken angeregt, aber auch erschüttert haben. Über einige dieser Schicksale, aus denen ich zum Wohl anderer Patienten lernen konnte, möchte ich im Folgenden berichten. Auch wenn ich natürlich anonymisiert von ihnen erzählen muss, so möchte ich doch erreichen, dass auf diese Weise ihre Geschichte und die Geschichte ihres Leidens nicht vergessen werden. Zugleich hoffe ich, dass – so wie ich selbst – auch meine Leserinnen und Leser durch diese Beispiele lernen und ein möglichst differenziertes Bild davon bekommen, was LongCovid für die Betroffenen heißt und mit welchen Hindernissen, Entbehrungen und Problemen sie tagtäglich konfrontiert sind. Vielleicht gelingt es auf diese Weise, dazu beizutragen, dass ihnen künftig mehr Akzeptanz und Respekt entgegengebracht wird und der Pandemiesituation gegenüber insgesamt mehr Demut.

Jung, dynamisch, leistungsstark – LongCovid macht vor keinem Halt

Ich erinnere mich an alte Herrschaften, aber auch an viele junge, äußerlich unversehrte Patienten und Patientinnen, die zum Aufnahmegespräch zu mir kamen und als Erstes in Tränen ausbrachen. Anfangs waren diese Gefühlsausbrüche für mich etwas verwirrend – ich hatte doch noch gar nicht mit dem Gespräch begonnen. Hatte ich etwas falsch gemacht, oder woher kamen diese heftigen emotionalen Reaktionen? Im Gespräch mit den Patienten wurde mir klar, dass von ihnen in diesem Moment eine Last abfiel. Sie konnten – manche seit Monaten – sich erstmals so zeigen, wie sie sich fühlten, ohne Sprüche zu hören wie: «Du siehst doch gesund aus!» oder «Stell dich doch nicht immer so an.» So weinten sie Tränen der Erleichterung.

Unter ihnen waren Leistungssportler, Soldaten, aber auch Betroffene aus Heil- und Pflegeberufen, Menschen in leitenden Tätigkeiten. Ihnen allen war und ist gemeinsam, dass sie aus anspruchsvollen Lebenssituationen kommen, in denen Selbstdisziplin und Arbeiten weit über ihre eigentlichen Belastungsgrenzen hinaus nicht nur zum guten Ton gehören, sondern geradezu verpflichtend zu sein scheinen. Der heilsame Therapieansatz der Abgrenzung ist für diese Patienten extrem schwer zu erlernen.

Ich erinnere mich an eine meiner ersten LongCovid-Patientinnen – eine 48-jährige, sehr sportliche und engagierte Intensivkrankenschwester. Ihr Beruf war ihr Leben. Sie fühlte sich wohl und übernahm bereitwillig Schichten von Kollegen, wenn diese sich überfordert fühlten. Als die Patientin zu mir kam, gönnte sie sich selbst kaum Zeit zum Innehalten und Reflektieren. Sie setzte die größten Hoffnungen in unsere Therapie und gab mir sofort zu verstehen, dass sie erwartete, geheilt die Klinik zu verlassen, um dann am Tag danach wieder mit der Arbeit beginnen zu können. Bereits bei der Aufnahme versuchte ich, ihren Aktionismus etwas zu bremsen, was aber zu ausgeprägtem Widerstand ihrerseits führte. In der nächsten Zeit sah ich die Patientin nahezu täglich (was in der Reha eigentlich nicht üblich ist, normalerweise gibt es pro Woche eine Visite), da sie abwechselnd über Panikattacken und völlige Erschöpfung mit Verschlechterung zahlreicher Symptome klagte. Dies sind die klassischen Symptome einer LongCovid-Fatigue, die ich ihr immer wieder erklärte und dabei auch Therapiemöglichkeiten wie das *Pacing* erläuterte. Die ersten Tage hörte ich von ihr am Ende der durchaus umfangreichen Gespräche nahezu immer die gleichen Worte: «Vielen Dank für Ihre Zeit und Information, aber ich habe nur noch wenige Tage bei Ihnen, ich will dann wieder arbeiten. Sehen Sie zu, dass ich das schaffe.» Nach einigen Tagen, in denen offensichtlich keine Krankheitseinsicht bei der Patientin zu erreichen war, machte ich mir Sorgen, wie es weitergehen würde. Es war offensichtlich, dass sie sich selbst massiv unter Druck setzte, was einem erfolgreichen Therapieverlauf diametral entgegenstand. In einem weiteren Gespräch empfahl ich ihr nochmals eingehend, sich mit anderen Betroffenen auszutauschen, was sie bis dato abgelehnt hatte, da sie niemandem zur Last fallen wollte. Ich erzählte ihr, dass es die Möglichkeit des Austauschs mit anderen LongCovid-Betroffenen in unserer Klinik gebe, aber dass auch Selbsthilfegruppen sehr förderlich sein könnten. Dann hörte ich einige Tage nichts von ihr, bis sie mir in der nächsten Visite auf einmal berichtete, dass sie auf die Idee gekommen sei, vielleicht nicht mehr im Schichtdienst zu arbeiten, sondern sich einen anderen Einsatzort zu wählen. Sie hatte auch schon konkrete Vorstellungen dazu entwickelt. Es war ihr offenbar, nachdem sie endlich doch mit anderen LongCovid-Betroffenen gesprochen hatte, aufgegangen, dass die Krankheit ihr vielleicht sogar eine Chance eröffnete, etwas in ihrem bisherigen Leben grundsätzlich zu verändern und zu verbessern. Sie können sich meine Erleichterung vorstellen!

Etwas Vergleichbares habe ich bei einer chefärztlichen Kollegin erlebt, die ebenfalls bereits vor ihrer COVID-19-Infektion beruflich sehr unter Druck stand. Als sie sich nicht erholte und LongCovid-Symptome entwickelte, wurde sie derart von ihren chefärztlichen Kollegen, aber auch von der Geschäftsführung bedrängt, ja geradezu gemobbt, dass sie sich Hunderte von Kilometern entfernt eine neue Stellung suchte und dafür sogar eine komplette Umsiedlung ihrer Familie in Kauf nahm. Rückblickend berichtete sie mir, dass diese Entscheidung längst überfällig gewesen sei. LongCovid hatte sie gleichsam gezwungen, aus einer Situation auszusteigen, deren Unerträglichkeit sie sich zuvor nur nicht getraut hatte, sich selbst einzugestehen. Nach ihrer Entscheidung ließ sie sich in einer Region Deutschlands nieder, die sie immer besonders gemocht hatte; aber unter dem Alltagsdruck war es ihr nicht möglich gewesen, sich einmal ernsthaft damit auseinanderzusetzen, ihren Traum zu verwirklichen.

Eine noch so belastende Situation zum Positiven zu verändern, behandelt auch eines meiner Lieblingsgedichte – «Stufen» von Hermann Hesse –, in dem es um die ständig wechselnden Anforderungen des Lebens und die notwendige Flexibilität des Menschen geht. Ein paar Verse daraus möchte ich gern so manchen meiner LongCovid-Patienten mitgeben, in der Hoffnung, dass sie ihnen das Leben mit der Krankheit ein wenig erleichtern mögen:

> *Es muß das Herz bei jedem Lebensrufe*
> *bereit zum Abschied sein und Neubeginne,*
> *um sich in Tapferkeit und ohne Trauern*
> *in andre, neue Bindungen zu geben.*
> *Und jedem Anfang wohnt ein Zauber inne,*
> *der uns beschützt und der uns hilft, zu leben.*

Selbstverständlich ist es gerade für die LongCovid-Patienten nicht einfach, ihrer Situation auch etwas Positives abzugewinnen, aber die Sichtweise von Hermann Hesse ist nicht nur tröstlich, sondern auch lebensklug.

Als Achillesferse bei vielen von LongCovid Betroffenen erweisen sich kognitive Einschränkungen. Wenn eine fünfunddreißig Jahre alte Patientin mit gesenktem Kopf vor mir sitzt und mit von Scham gedrückter Stimme berichtet, sie könne ihrem Sohn, der die zweite Klasse besucht, zwar eine Aufgabe vorlesen, ihm aber nicht bei der Lösung helfen, weil sie selber den Inhalt der Aufgabe seit der COVID-19-Infektion nicht mehr versteht, dann muss ich selbst schlucken. Auch mit nur einem Funken Mitgefühl kann man erahnen, wie sich dieser Mensch fühlen wird. Das Problem, Texte lesen zu können, den

Inhalt aber nicht mehr zu verstehen, spielt bei vielen Long-Covid-Patienten eine Rolle, auch wenn es den meisten in ihrer Verzweiflung äußerst schwerfällt, darüber zu sprechen.

Und dann war da diese Studentin, dreiundzwanzig Jahre alt, die im Mai 2020 an Corona erkrankt war. Bis zu diesem Ereignis war sie immer ehrgeizig und äußerst motiviert gewesen. Ihr Studium hatte ihr Freude bereitet, und sie war gut vorangekommen. Nach der Infektion schien sie erst einmal nahtlos daran anschließen zu können. Aber nach etwa vier Wochen stellten sich – wie wir im Rückblick feststellen mussten – ausgeprägte LongCovid-Symptome ein. Die Patientin selbst hatte im Juni 2020 bemerkt, dass sich etwas verändert hatte; sie hatte so ausgeprägte Konzentrationsstörungen, dass an Studieren nicht zu denken war. Ständig vergaß sie Dinge, konnte sich nichts merken – ein für sie (wie wohl für jedermann) beängstigender Zustand. In ihrer Not wandte sie sich an ihren Hausarzt, der sich aber keinen Rat wusste und meinte, sie solle Geduld haben. Eine weiterführende Diagnostik in dieser Situation unterblieb; ambulante Therapieangebote erhielt die Patientin nicht. Sie gab jedoch nicht auf und kämpfte, unterstützt auch von ihrem Anwalt, um eine Rehabilitationsmaßnahme. Zwölf elend lange Monate brachte sie damit zu, Hürden zu überwinden, blieb aber ohne jede Therapieoption, bis sie endlich im Juni 2021 – ein Jahr nach diesem persönlichen Einbruch – zu uns kam! Kurz zuvor hatte sie noch einen der begehrten Plätze in einer COVID-Spezialambulanz ergattert, die im Frühjahr 2021 überall errichtet wurden. Dort aber hatte man noch nicht allzu viele Erfahrungen mit LongCovid-Patienten gesammelt. So erhielt meine Patientin zwar endlich nach Monaten eine weiterführende Diagnostik – bei der jedoch wie so häufig bei LongCovid-Patienten – nichts Einschlägiges gefunden wurde. Also bekam sie kurzerhand den Bescheid, dass sie den Untersuchungsergebnissen zufolge gesund sei – was natürlich nicht ihrer klinischen Situation entsprach. Das Martyrium der jungen Frau in einem Dschungel der Ratlosigkeit, noch fehlender Sachkunde und der Bürokratie machte mich sprachlos.

Es gehört wenig Fantasie dazu, wie das alles auf die Patientin gewirkt hat. Sie berichtete mir, dass sie sich vor den Kopf gestoßen fühlte, voller Zweifel und Angst war und sich nicht mehr vorstellen konnte, wie ihr noch junges Leben unter diesen Umständen weitergehen sollte. Wir erstellten gemeinsam einen Therapieplan, und sie profitierte von vielen Anwendungen sehr gut. Dann arbeiteten wir an der Zukunftsplanung und entwickelten auf sie zugeschnittene Strategien für den Umgang mit LongCovid. Bei der Entlassung war die Patientin zwar noch nicht wieder in der Lage, ihr Studium fortzusetzen, aber sie hatte sich mehrere andere Projekte vorgenommen, mit denen sie ihren neuen Weg – ihren Weg mit LongCovid – aufnehmen wollte.

In dieser Phase des Übergangs kommt der ambulanten Weiterbetreuung nach der eigentlichen stationären Rehabilitation große Bedeutung zu. In unserer Einrichtung formulieren wir daher für die weiterbehandelnden ärztlichen Kollegen immer konkrete Empfehlungen für die Nachsorge. Doch leider gehört es auch zu meinen Erfahrungen, dass mitunter *nicht eine* dieser Empfehlungen umgesetzt wird. So auch in dem beschriebenen Fall: Meine Patientin rief mich nach sechs Monaten erneut an und berichtete verzweifelt, wie es für sie nach der Reha in unserem Hause weitergegangen war. Um es kurz zu machen: *gar nicht*! Die Empfehlungen waren nicht umgesetzt worden, eine weitere Nachsorge ausgeblieben; die zuvor erreichten Fortschritte froren nicht nur gleichsam ein, sondern, schlimmer noch, der positive Effekt der Rehabilitation begann mit der Zeit zu schwinden. Dies ist ein altbekanntes Problem auch nach Rehabilitationen bei anderen Erkrankungen. In der Nachsorge gibt es noch erhebliches Entwicklungspotential, so dass ich auf dieses Thema am Ende des Buches noch einmal gesondert eingehen werde.

Als letztes Beispiel aber in dieser kleinen Fallsammlung möchte ich von einer Frau berichten, die als LongCovid-Patientin mitunter nicht einmal mehr in der Lage war, einen zusammenhängenden Satz zu formulieren. Ihr Schicksal war erschreckend und hat mich tief berührt: Immer wenn sie in eine belastende oder emotional angespannte Situation kam, passierte es ihr, dass sie die Wörter für den eigentlich zu formulierenden Satz durcheinanderbrachte oder sie ihr einfach nicht mehr einfielen. So war es ihr oft unmöglich, sich auszudrücken. Es war schwierig, mit ihr zu arbeiten, da ich sie mitunter einfach nicht verstanden habe – und es war auch sehr traurig, da sich bei ihr leider keine wirkliche Besserung einstellte. Erschrocken aber waren wir beide, als ich sie einmal bat, da sie gerade wieder von einer ausgeprägten Attacke von Wortfindungsstörungen heimgesucht wurde, ihre Gedanken aufzuschreiben, um mir ihr Anliegen verständlich zu machen. Sie versuchte es und schob mir dann nach kurzem Innehalten mit glasigen Augen den Zettel herüber. Es waren schiere Hieroglyphen – keine Buchstaben, sondern unleserliche Zeichen. Sie konnte also die Wörter nicht nur nicht länger im Kopf sortieren und sie in die richtige Reihenfolge bringen, um sie auszusprechen – sie konnte sie nicht einmal mehr aufschreiben. Es war eine beklemmende Szene, die ich nie vergessen werde. Die Frau, deren Leben von LongCovid in dieser Weise brutal verändert wurde, war vierzig Jahre alt, als ich sie kennenlernte. Sie hatte als Kinder-Intensivkrankenschwester gearbeitet. Bis zu dem Einbruch der Krankheit in ihr Leben war sie sportlich und hatte keine Vorerkrankungen. Ihr Schicksal änderte sich durch eine Infektion, die zunächst nur einen leichten Akutverlauf gezeigt hatte. Jetzt ist sie so beeinträchtigt, dass sie nach ärztlichem Ermessen ihren Beruf auf unabsehbare Zeit nicht mehr wird ausüben können.

Angesichts dieser und zahlloser vergleichbarer Schicksale wird es Zeit, dass Politik, Medizin und Gesellschaft LongCovid so bitterernst nehmen, wie es erforderlich ist.

Wie die Pandemie unsere Realität verändert hat

Es ist nun über zwei Jahre her, dass sich Deutschland ... dass sich jeder Einzelne von uns erstmals mit der Coronapandemie konfrontiert sah. Zu Beginn glaubte man, in ein paar Monaten würde der Schrecken dieser Infektionskrankheit überwunden sein und das normale Leben wieder einziehen. Die traurige Realität war eine andere. Die Zahl der Erkrankten und – schlimmer noch – der Toten stieg von Woche zu Woche. Corona hat hierzulande inzwischen so viele Menschen getötet, dass alle Todesopfer zusammengenommen der Einwohnerschaft einer Großstadt entsprechen. Um die immer weiterwachsende Gefahr auch nur ansatzweise in den Griff zu bekommen, haben wir über viele Monate hinweg lernen müssen, mit Einschränkungen, nicht wenige auch mit Entbehrungen zurechtzukommen, Abstriche zu machen im Hinblick auf unsere gewohnte Lebensführung. Wir mussten alle lernen, dass die Pandemie keine Eintagsfliege ist, sondern uns viel Geduld, Flexibilität und Umdenken abverlangt, wenn wir sie überwinden wollen. Eine Pandemie – eine Seuche, die das ganze Volk (so die Bedeutung des griechischen Wortes – dēmos), im übertragenen Sinne: die ganze Weltbevölkerung erfasst – ist eben erst vorbei, wenn sie weltweit beendet ist.

Nach und nach wurden wir dann auf einen weiteren, nicht weniger beklemmenden Aspekt aufmerksam, der sich, je länger die Pandemie dauerte, immer unerbittlicher in den Vordergrund schob. Er soll das eigentliche Thema dieses Buches sein:

In den ersten Pandemie-Wellen waren es Menschen, die akut und in lebensbedrohender Weise an Corona erkrankt waren, die unsere Krankenhäuser und Intensivstationen füllten, so dass die Kliniken an ihre Kapazitätsgrenzen, bald aber auch Ärztinnen und Ärzte und das gesamte Pflegepersonal* an ihre schieren Leistungsgrenzen gelangten. Nun aber zeigen sich mit brutaler Macht die Langzeitfolgen als neue Schrecken von COVID-19-Infektionen. Um sie zu verstehen, müssen verschiedene Arten von Spätfolgen unterschieden werden.

Die von LongCovid betroffenen, zumeist noch jungen Patienten hatten häufig nur milde Verläufe, wenn sie akut erkrankten. Viele von ihnen waren vor der Erkrankung sportlich aktiv, leistungsfähig und litten an keinerlei Vorerkrankungen; sie mussten während des akuten Verlaufs zumeist nicht einmal stationär aufgenommen werden. Dann aber, eine ganze Weile nach der scheinbaren Gesundung – wir sprechen von diesem Zeitraum, der von einem bis vier Monate dauern kann, von der Latenzphase –, zeigten sich unerbittlich und nachhaltig die mitunter unheimlich anmutenden Symptome, die man zunächst einmal nicht zuordnen konnte. LongCovid! Die Studien zur Erforschung der Ursachen von LongCovid laufen auf Hochtouren. Noch aber gibt es aktuell keinen Therapieansatz, der auf die eigentlichen Krankheitsursachen einwirkt; dennoch gibt es Möglichkeiten, betroffene Menschen zu behandeln und zu unterstützen.

---

* Wenn ich in diesem Buch in der Regel von «Ärzten», «Patienten», «Pflegern» usw. spreche, so verwende ich in diesen Fällen das sogenannte *generische* (verallgemeinernde) Maskulinum. Dies geschieht, weil eine Geschlechterdifferenzierung an den betreffenden Stellen keine erkenntnisleitende oder verständnisvertiefende Funktion hätte, wohl aber den Lesefluss beeinträchtigen könnte. Es ist also mit dieser Form ausdrücklich *keine* Hervorhebung der Bedeutung männlicher Tätigkeit oder Zurücksetzung der von Frauen erbrachten Leistungen verbunden.

Entsprechend weit gefächert ist das Themenspektrum, das in diesem Buch zur Sprache kommt: Es wird darum gehen zu unterscheiden, was *Post*-COVID ist und was eigentlich *Long*-Covid meint – Beschwerden infolge einer COVID-Infektion, die sich nicht zuletzt in ihrer zeitlichen Dauer unterscheiden. Wir werden sehen, welche Symptome sich beschreiben lassen, und fragen, wie es den Betroffenen geht, welche Ängste und Sorgen sie plagen und wie ihnen geholfen werden kann. An geeigneter Stelle werde ich auch auf speziellere Fragen eingehen – beispielsweise was im Hinblick auf Kinder und LongCovid zu bedenken ist oder wie es um alternative und experimentelle Therapieverfahren bestellt ist. Auch die Medizingeschichte soll Berücksichtigung finden, denn wir können durchaus aus der Vergangenheit lernen, weil die Menschheit schon früher von Pandemien heimgesucht wurde und sich auch damals schon Betroffene mit Langzeitfolgen ihrer Infektion konfrontiert sahen – dies galt unter anderem für das vergangene Jahrhundert, als die Spanische Grippe wütete (1918–1920). Schließlich muss eine gesellschaftliche und politische Einordnung der Herausforderungen erfolgen, die mit LongCovid verbunden sind, weil die Seuche implizit auch die Frage aufgeworfen hat, welche Möglichkeiten es gibt, die Patientenversorgung zu verbessern: Selbst ein in internationalem Maßstab exzellentes Gesundheitssystem, wie wir es in Deutschland haben, muss sich nach den Erfahrungen der Pandemie der Tatsache stellen, dass es bei uns ausgeprägte Kommunikationsprobleme etwa bei der Verknüpfung von Akutmedizin, Rehabilitationsmedizin und den ambulanten Versorgungsstrukturen gibt; diese gehen zu Lasten der Patienten, ihrer Angehörigen, der Akteure im Gesundheitssystem sowie letztendlich unserer gesamten Gesellschaft.

So werde ich also versuchen, in diesem Buch über die unterschätzte Bedrohung LongCovid die Krankheit in all ihren Facetten auf dem aktuellen Stand der Forschung allgemeinverständlich zu beschreiben und zu erklären, Beispiele und auch Hilfestellung anzubieten sowie hoffentlich den einen oder anderen Denkanstoß zu geben. Wir können nicht mehr hinter die Erfahrungen zurück, die wir mit Corona machen mussten – die frühere Normalität werden wir nicht mehr zurückgewinnen. Das normale Leben ist JETZT. Folglich müssen wir uns aktuell und unmittelbar mit dem neuen Krankheitsbild LongCovid auseinandersetzen, mit dem bereits Hunderttausende bis zu Millionen von Menschen allein in Deutschland konfrontiert sind – Tendenz steigend. Mein Buch soll einen Beitrag zum Verständnis und zur Auseinandersetzung mit dieser veränderten Realität leisten.

Epidemiologische Einordnung

Grundbegriffe richtig verstehen

COVID-19 hat in kürzester Zeit sogar unsere Medienwelt verändert. Mit Beginn der Pandemie wurde in Funk und Fernsehen, in Zeitungen und in allen digitalen Medien nicht mehr nur über politische Themen wie Krieg, Umweltkatastrophen oder gesellschaftliche und kulturelle Höhe- und Tiefpunkte berichtet. Nein, seit März und spätestens seit April 2020 hielt eine ganz neue Begrifflichkeit Einzug in die Nachrichten – Wörter, mit denen kaum einer vertraut war, machten die Runde. Die Verwendung dieser Fachtermini war längst nicht immer ganz zutreffend – und auch wenn sich das gebessert hat, ist es unverzichtbar, dass wir uns von Anfang an über jene Begriffe und ihre Bedeutung im Klaren sein müssen, die in diesem Buch eine Rolle spielen werden: von Inzidenz über Prävalenz bis Kompetenz. Wobei Letztere möglicherweise doch auf einem ganz anderen Blatt steht ...

Das medizinische Studienfach der *Epidemiologie* beschäftigt sich mit der Erfassung von gesundheitlichen Störungen und Schäden, die im Rahmen einer bestimmten Erkrankung ein Volk oder die ganze Menschheit betreffen. Es geht also in diesem Fall, anders als bei den Fachgebieten der klinischen Medizin – dazu gehören beispielsweise die Innere Medizin, die Chirurgie oder Allgemeinmedizin und Kinderheilkunde –, nicht um die Betrachtung oder Behandlung eines Individuums, sondern um das große Ganze. Die Epidemiologie ist zudem eine Wissenschaft, die auf eine längere Beobachtung von gesundheitlichen Folgen einer Erkrankung angelegt ist. Sie dient dem Ziel, mögliche Faktoren bei einer Erkrankung herauszufiltern, die einen günstigen Einfluss auf deren weiteren Verlauf für den Einzelnen *und* für die Allgemeinheit haben können. Im Zuge dessen sollen Ursachen für eine Krankheit benannt, aber auch Therapie- und Präventionsmöglichkeiten abgeleitet werden.

Die Epidemiologie ist ein theoretisches Fachgebiet der Medizin und macht auch statistische Verfahren erforderlich, um zum Beispiel Vorhersagen treffen oder Hochrechnungen vornehmen zu können. Wer Epidemiologie betreibt, betrachtet jedoch nicht nur Infektionskrankheiten, sondern jede Art von Krankheit. Einen großen Bereich nehmen zum Beispiel die epidemiologischen Beobachtungen bei onkologischen Krankheiten – also Krebserkrankungen – ein. Dabei ist es auf lange Sicht gleichermaßen erstrebenswert und zielführend, wenn protektive (schützende) Faktoren gefunden werden, die den Krankheitsverlauf günstig beeinflussen. Die Erkenntnisse aus beobachtenden oder experimentellen Studien im Rahmen der Epidemiologie sind entscheidend für die Weiterentwicklung der allgemeinen Gesundheitsförderung. So sollte klar sein, dass sich die Epidemiologie nicht nur allein mit Epidemien oder Pandemien beschäftigt, sondern viel weiterreichende Einsatzmöglichkeiten bietet.

Bei der *Epidemie*, früher auch als «Seuche» bezeichnet, kommt es zu einem zeitlich und örtlich begrenzten Ausbruch einer Erkrankung in einer Population – das kann beispielsweise die Bevölkerung eines Dorfs, einer Stadt, eines Landes oder auch etwa nur eines Seniorenheims sein. Solch ein Ausbruch bedeutet, dass die Anzahl der Neuerkrankungen rasch zunimmt. Die Maßeinheit für die Stärke des Ausbruchs ist die *Inzidenz*. Wenn Erkrankungshäufigkeiten weniger werden, spricht man von *Regression*. Der Begriff *Prävalenz* gibt hingegen keine Veränderung im Bereich der Zahl der Neuerkrankungen einer Gesellschaft an, sondern beschreibt, wie viele Menschen aktuell diese bestimmte Erkrankung aufweisen.

Im Falle von Corona, genauer gesagt von SARS-CoV-2, haben wir es aber nicht mehr mit einer *Epidemie*, sondern mit einer *Pandemie* zu tun. Ist das Kennzeichen einer Epidemie die zeitliche und vor allem *örtliche* Begrenzung der Ausbreitung einer Krankheit, so hat sich SARS-CoV-2 *weltweit* mit unterschiedlichsten Mutationen ausgebreitet. Das besondere Merkmal einer Pandemie ist folglich die Ausbreitung einer Erkrankung über Ländergrenzen und Kontinente hinweg. Wollte man die Welt als ein globales Dorf (*global village*) begreifen, so könnte man auch von einer internationalen oder globalen Epidemie sprechen. Aber der präzise Begriff ist: «Pandemie». Letzterer trifft leider auf unsere aktuelle Situation zu, und daher wird korrekt von der «SARS-CoV-2-Pandemie» gesprochen.

Ein weiterer Terminus ist die *Endemie*. Dieses Wort bedeutet, dass eine bestimmte Erkrankung in einer Gesellschaft dauerhaft vorkommt, aber die Neuerkrankungen nicht mehr zunehmen, sondern auf einem Level verharren.

Noch einmal kurz zusammengefasst: Epidemie und Pandemie beschreiben die räumlich begrenzte bzw. entgrenzte Ausbreitung einer Erkrankung. Inzidenz und Regression sind hingegen Marker für die Krankheitsaktivität, beschreiben also das zahlenmäßige Verhalten des Infektionsgeschehens – den Stand bzw. die Ab- und Zunahme der Zahl von Neuinfektionen.

Volkskrankheit SARS-CoV-2

Krankheiten, die durch Coronaviren ausgelöst werden, sind uns schon seit Jahrzehnten in vielfältigsten Formen bekannt. 1960 wurde erstmals bei einem Menschen ein Coronavirus entdeckt. Es ist verantwortlich für eine Infektion, die zu typischen, aber relativ blanden (milden) Erkältungserscheinungen wie Husten, Halsschmerzen und Schnupfen führen.

Was ist nun an diesem neuartigen Coronavirus – SARS-CoV-2 – so besonders, mit dem wir es in der aktuellen Pandemie zu tun haben, und warum gehen damit so dramatische Veränderungen einher? SARS-CoV-2 bedeutet im Englischen «severe acute respiratory syndrome coronavirus type 2», was auf Deutsch «Schweres akutes, die Atmung betreffendes Syndrom – Coronavirus Typ 2» heißt. Bereits durch die Einzelbestandteile dieser Bezeichnung wird deutlich, dass es sich bei den Symptomen, die durch SARS-CoV-2 ausgelöst werden können, um weit bedrohlichere Phänomene handelt als bei einem banalen Schnupfen.

Erstmals nachgewiesen wurde dieses Virus Ende 2019 in der Region Wuhan in China. Von dort aus hat es sich anschließend ungebremst und ubiquitär – d.h. über die ganze Welt – ausgebreitet. Der erste Nachweis dieses Virus in Deutschland erfolgte am 27. Januar 2020. Bereits am 30. Januar 2020 sprach die WHO (Weltgesundheitsorganisation) von einer «gesundheitliche Notlage von internationaler Tragweite». Am 11. März 2020 galt SARS-CoV-2 offiziell als Pandemie, da sich die Seuche weltweit ausgebreitet hatte. Der erste Lockdown für Deutschland wie auch für viele andere Länder folgte unmittelbar auf die Einstufung der Infektion als Pandemie und die Ausrufung des pandemischen Zustands durch die WHO. Den Wenigsten war zu diesem Zeitpunkt klar, welche weitreichenden und einschneidenden Veränderungen die Pandemie mit sich bringen würde. Zum aktuellen Zeitpunkt der Veröffentlichung zählen wir in Deutschland rund 12 Millionen *Infizierte* und annähernd 120000 *Verstorbene*, die auf das Konto von Corona gehen.

Auf den Begriff *Genesene*, der sonst zwangsläufig ebenfalls in dieser Trias verwendet wird, soll ganz bewusst an anderer Stelle eingegangen werden, da für viele an COVID-19 Erkrankte und vermeintlich Genesene ein wirklicher Status «Genesen» vielleicht nie Realität werden wird.

Von der Johns Hopkins University (USA) wird – jetzt im Januar, da ich dieses Buch schreibe – die Zahl der bislang weltweit aufgetretenen Fälle mit mehr als 400 Millionen angegeben, von denen über 5,7 Millionen verstorben sind. Das Ranking der einzelnen Länder wechselt ständig; zum aktuellen Zeitpunkt liegen die USA im internationalen Vergleich mit über 65 Millionen Fällen vor Indien (über 37 Mio.) und Brasilien (über 22 Mio.). Deutschland steht momentan an Platz 10 hinter Italien und Spanien. Es sei bereits an dieser Stelle darauf hingewiesen, dass sich diese Zahlen lediglich auf Menschen beziehen, die sich akut infiziert hatten oder haben. Jene, die auch noch über Monate nach der Akutinfektion mit Spätfolgen zu kämpfen haben, finden in den aktuellen Statistiken leider noch keinen eigenen Platz, obwohl viele von ihnen nicht (mehr) leistungs-, geschweige denn arbeitsfähig sind.

Der Pandemieverlauf seit der Einordnung von Corona als weltumspannende Seuche gestaltet sich wellenförmig – an- und abschwellend. Beeinflusst wird die Pandemieentwicklung durch ganz unterschiedliche Mutationen des Virus, aber auch durch die Impfquote. Schon an dieser Stelle sei ausdrücklich erwähnt, dass die rasante Entwicklung wirksamer Impfstoffe in einem Tempo erfolgt ist, das man nur als phänomenal bezeichnen kann. Allen Coronaleugnern und Impfskeptikern zum Trotz sei unmissverständlich festgehalten, dass wir nur durch rasche und möglichst vollständige Impfungen die Chance haben, der Pandemie wenigstens etwas Einhalt zu bieten und sie in ihren schlimmsten Ausprägungen zu dämpfen.

In der ersten Welle wurden in Deutschland vermehrt Ausbrüche in Krankenhäusern sowie in Alten- und Pflegeheimen registriert. Bei den Betroffenen handelte es sich um Menschen mit einem geschwächten Immunsystem und auch um Patienten mit Vorerkrankungen, die dementsprechend schwere Akutverläufe der COVID-19-Erkrankung zeigten. An die erste Welle schloss sich das Sommerplateau 2020 mit einem ruhigeren Infektionsgeschehen an, bevor dann ab Oktober 2020 die zweite Welle Fahrt aufnahm. Sie baute sich immer weiter auf, bis sie zum Jahresende 2020 ihren Höhepunkt erreichte, und zwar mit insgesamt weitaus mehr und vor allem schweren Fällen in allen Altersgruppen. Dabei zeichnete sich ab, dass gerade Männer eher von akut schweren Krankheitsverläufen betroffen waren als Frauen. Am 31. Dezember 2020 wurden in Deutschland insgesamt bereits über 1,7 Millionen Infektionen verzeichnet, die in über 34 000 Fällen zum Tod der Betroffenen geführt hatten. Am 11. März 2021 – also genau ein Jahr, nachdem SARS-CoV-2 zur Pandemie erklärt worden war – verkündete der Präsident des Robert Koch-Instituts, Lothar Wieler, dass die dritte Welle eingesetzt habe. Ursächlich dafür war die fatale Kombination aus der sich verbreitenden deutlich infektiöseren britischen Virusmutation B.1.1.7 und den erfolgten Lockerungen im öffentlichen Leben, während die Impfquote für solch ein Vorgehen bei weitem noch nicht ausreichte. Immerhin zeigte sich im klinischen Kontext zu diesem Zeitpunkt aber bereits der Erfolg der Impfungen: Die Infektionszahlen stiegen zwar, aber die Hospitalisierungszahlen (Einlieferung in Krankenhäuser) und die schweren Akutverläufe wuchsen nicht im gleichen Maße wie noch zuvor in der Welle.

Wir sehen bereits jetzt, dass die sogenannte Delta-Variante von SARS-CoV-2 (vierte Welle) deutlich schneller von Mensch zu Mensch übertragen wurde und sich daher schneller ausbreitete. Aber die Krankheitsverläufe waren zumeist milder als im vorangegangenen Geschehen. Es bleibt allerdings abzuwarten, wie viele dieser Patienten künftig noch Spätfolgen entwickeln werden. Ein weiteres Merkmal der vierten Welle war, dass sich deutlich mehr junge Erwachsene, Jugendliche und Kinder infizierten – viele von ihnen noch nicht geimpft. Auch die gesundheitliche Zukunft dieser Patientengruppe ist zum jetzigen Zeitpunkt noch unklar. Während ich dieses Buch noch schreibe, rollt bereits die fünfte Welle, verursacht durch die Omikron-Mutation. Diese Variante erweist sich als nochmals infektiöser als alle ihre Vorläufer, und es ist mit Sicherheit davon auszugehen, dass dies nicht die letzte Mutation ist, mit der wir uns werden auseinandersetzen müssen.

Genesen ist nicht gesund

Der typische Akutverlauf einer COVID-19-Infektion

Ob und wie schwer ein Mensch, der sich mit SARS-CoV-2 infiziert hat, tatsächlich erkrankt, ist nicht mit letzter Sicherheit zu sagen. Die Krankheitsverläufe variieren mitunter stark. Die Spannbreite reicht vom völlig beschwerdefreien – also asymptomatischen – fünfundachtzigjährigen Infizierten bis zum schwerst erkrankten und langzeitbeatmeten fünfunddreißigjährigen Feuerwehrmann, der zuvor über eine exzellente körperliche Kondition verfügte, keinerlei Vorerkrankungen hatte und dann mit Corona dem Tod gerade noch soeben von der Schippe gesprungen ist.

Selbstverständlich ist es so, dass Patienten mit spezifischen Risikofaktoren eher für einen schweren Akutverlauf prädisponiert sind. Dazu zählen nicht zuletzt ältere Personen, Menschen mit Übergewicht oder Vorerkrankungen im Bereich des Herz-Kreislauf-Systems, mit chronischen Lungen-, Nieren-, Lebererkrankungen, Krebserkrankungen oder Diabetes mellitus. Auch Personen, deren Immunsystem geschwächt ist – sei es durch eine spezifische Erkrankung oder durch eine notwendige Medikamenteneinnahme, die gezielt die körpereigene Immunabwehr verringern soll (Immunsuppression) –, haben ein erhöhtes Risiko für fulminante Akutverläufe der COVID-19-Infektion.

Wenn es nach einer Infektion zur Ausbildung von Symptomen kommt, so vergehen in der Regel zunächst fünf bis sechs Tage. Als die *häufigsten frühen* Krankheitszeichen sind in erster Linie Husten, Fieber, Schnupfen, Halsschmerzen, Atemnot, Kopf- und Gliederschmerzen sowie allgemeine Schwäche zu nennen. Doch die sich dann einstellenden Beschwerdebilder sind äußerst variabel. Es gibt also nicht *die eine* Symptomkonstellation einer akuten COVID-19-Erkrankung. Bereits in diesem Stadium wird deutlich, dass es sich bei COVID-19 sowohl im akuten Verlauf als auch im Hinblick auf die Spätfolgen um eine Multisystemerkrankung handelt. Sie ist für die Medizin gewissermaßen ein Chamäleon, das praktisch jede nur denkbare Symptomkonstellation annehmen und leider auch – bildlich gesprochen – die Farbe ändern kann. Nicht selten kommt es im Krankheitsverlauf auch zu einem Wechsel der Beschwerden, manche verschwinden und ungeahnte neue kommen hinzu. Dieses traurige Spiel kann sich bei einigen Patienten bis zu Monaten nach der Akuterkrankung ausdehnen und ist für die Betroffenen extrem belastend.

Auch wenn es also aufgrund der gängigen frühen Symptome Ähnlichkeiten mit einem banalen grippalen Infekt anderer Ursache gibt, ist die klare Unterscheidung des einen von dem anderen alles andere als trivial. Diese wird erschwert, weil COVID auch mal mit ganz anderen Symptomen daherkommen kann, die mitunter ganz für sich allein auftreten; dazu gehören Übelkeit, Appetitlosigkeit, Erbrechen, Bauchschmerzen und Durchfall. Auf den ersten Blick maskiert sich die Krankheit also vielleicht auch als simple Magen-Darm-Infektion, die differentialdiagnostisch erst einmal ausgeschlossen werden muss, ehe man die Diagnose Corona stellt. Falls allerdings von den Betroffenen Störungen des Geruchs- oder Geschmackssinns bemerkt werden, so kann dies für den behandelnden Arzt schon ein hilfreicher Hinweis sein. Diese Funktionsstörung des Geruchs- und Geschmackssinns ist offensichtlich ein sehr COVID-spezifisches Symptom. Sie kann sich jedoch nicht nur in einer Unterfunktion dieser beiden äußerst wichtigen Sinne äußern, sondern gelegentlich auch in einer Überreaktion: Manche Patienten beschreiben einen derart geschärften Geruchssinn, dass sie, während sie auf der Intensivstation lagen, durch die geschlossene Tür und ohne Sichtmöglichkeiten riechen konnten, welche Person den Flur entlanggegangen ist. Eine solche Überfunktion kann genauso belastend sein wie die Unterfunktion; Letztere aber kann sehr gefährlich werden, wenn diese wichtige Sinneswahrnehmung komplett ausfällt und beispielsweise Rauch oder giftige Dämpfe als Warnzeichen nicht mehr wahrgenommen werden können. Weniger dramatisch, aber gleichwohl eine starke Einschränkung geht mit solch einer Dysfunktion des Geschmackssinns einher, wenn man bedenkt, wie schwierig es dann wird, für die Familie ein ordentliches Essen vorzubereiten – je nach Berufsgruppe (Köche) geht es vielleicht sogar an die Existenzgrundlage; und ganz abgesehen davon, ist der Geschmackssinn einfach wichtig für unsere Lebensqualität. Über diese Sinnesbeeinträchtigungen hinaus – als starke Hinweise auf eine Coronainfektion, ausgenommen die Omikron-Variante – berichten manche Infizierte auch über Bindehautentzündungen, Hautausschläge oder Lymphknotenschwellungen. All dies sind jedoch eher unspezifische Symptome, die auch bei einer Vielzahl anderer Krankheiten auftreten können.

Vor diesem Hintergrund wird deutlich, dass an einer umfassenden Teststrategie kein Weg vorbeiführt. Nur dann weiß man wirklich, mit welcher Infektion man es zu tun hat. Will man es zugespitzt ausdrücken, so könnte man sagen: Das einzig Unverwechselbare an einer COVID-19-Infektion ist, dass sie keine unverwechselbaren Symptome hervorbringt; vielmehr hält sie ein Panorama an Erscheinungsbildern bereit, das jedwede Ausprägung und Konstellation von Symptomen umfassen kann.

Die Akutphase kann unterschiedlich lange anhalten, bei manchen nur wenige Tage, bei anderen mehrere Wochen, wobei die Patienten geplagt werden von anhaltendem Fieber bis zu 40 °C, das auf Medikamente nicht anspricht; die Betroffenen sind so geschwächt, dass für sie das Aufstehen vom Bett zur Qual wird und sie die eigene Hygiene und Nahrungsaufnahme kaum bewältigen können.

Als Komplikation kann es zu einer viralen Lungenentzündung (Pneumonie) kommen, die dann, geht sie mit anhaltendem hohem Fieber und Dehydratation (Austrocknung) einher, zur stationären Aufnahme in ein Krankenhaus führt. Nicht wenige Patienten haben aber gerade davor Angst, weil sie fürchten, dort isoliert zu sein oder gar zu sterben; deshalb warten sie oft viel zu lange mit diesem Schritt, der ihnen Rettung bringen könnte, und harren stattdessen in den eigenen vier Wänden aus. Ein typisches Merkmal der COVID-19-Pneumonie ist die stille Hypoxie. Unter Hypoxie versteht man den Sauerstoffabfall im Blut, der beispielsweise eine Folge entzündlicher Schädigungen des Lungengewebes sein kann, so dass der Gasaustausch – Sauerstoff von Lungenbläschen ins Blut und Kohlendioxid vom Blut in die Ausatemluft – nicht mehr richtig funktioniert. Normalerweise hat der Körper Schutzmechanismen parat, um diesen Zustand zu vermeiden: Wenn der Sauerstoffgehalt im Blut sinkt, führt dies subjektiv zu dem Gefühl der Luftnot oder, medizinisch ausgedrückt, Dyspnoe. Meist atmet der Patient dann schneller, um so wieder einen Anstieg der Sauerstoffsättigung zu erreichen. Wenn die Luftnot stärker wird, gehen die Betroffenen von selbst ins Krankenhaus oder rufen den Rettungsdienst, weil dies ein lebensbedrohendes Symptom ist und man mit gutem Grund Panik bekommt; mitunter löst dieser Zustand sogar Todesangst bei den Betroffenen aus. Bei der für COVID-19-Pneumonien typischen stillen Hypoxie fällt jedoch die beschriebene Schutzreaktion der Luftnot weg, oder anders ausgedrückt: Der Sauerstoffgehalt im Blut fällt, und die Patienten merken dies gar nicht. Solange die Sauerstoffsättigung bei 90 Prozent liegt, handelt es sich noch nicht um eine lebensbedrohliche Situation, aber die Betroffenen verfallen zur Überbrückung dieses Zustandes in eine Schonatmung, die viel flacher ist als die normale Atmung und auch die Atemhilfsmuskulatur sehr beansprucht; zu Letzterer gehören unter anderem die Muskulatur zwischen den Rippen und das Zwerchfell. Wenn diese Atemmuskeln in der akuten Phase vom Betroffenen unbemerkt, aber weil es nun mal nicht anders geht, starker Belastung ausgesetzt worden sind, löst das im weiteren Behandlungsverlauf häufig zusätzliche Probleme aus. Man könnte sagen, wir haben es mit einem «Muskelkater» der Atemhilfsmuskulatur zu tun. Allerdings gibt es auch solche Betroffene, die eher unwillig in die Notaufnahme gebracht worden sind und nur noch Sauerstoffsättigungen von 70 Prozent hatten, obwohl ihnen bereits von außen Sauerstoff zugeführt wurde; dennoch verspürten sie keinerlei Luftnot. Gleichwohl liegt in diesem Fall dann ein lebensbedrohlicher Zustand vor, und man muss den Patienten in ein künstliches Koma versetzen, in dem er maschinell künstlich beatmet wird, wenn der andernfalls drohende Tod noch abgewendet werden soll.

In diesem Stadium können sich die Dinge weiter verkomplizieren und beispielsweise eine Langzeitbeatmung mit Luftröhrenschnitt (Tracheotomie) nötig werden oder auch der Einsatz von sehr speziellen intensivmedizinischen Behandlungsmethoden wie der ECMO – der extrakorporalen Membranoxygenierung; bei diesem Verfahren wird die ureigene Aufgabe der Lungen, nämlich den Gasaustausch zu gewährleisten, einem Gerät übertragen. Ähnlich dem Dialyseverfahren, wie es bei Nierenversagen eingesetzt wird, kommt die ECMO zum Einsatz, wenn die Lungen versagen und die künstliche Beatmung nicht mehr ausreicht, um ein physiologisches Verhältnis von Sauerstoff- und Kohlendioxidgehalt im Blut zu gewährleisten. Erschwerend kommt es dann mitunter auch zu einem Ausfall oder zu einer Funktionsreduktion anderer Organsysteme wie Nieren, Herz oder dem Gerinnungssystem. Es können sich darüber hinaus bakterielle Infektionen entwickeln, die den kompletten Organismus angreifen, und vielfältige neurologische

Schäden auftreten, wie man sie auch bei Intensivpatienten mit anderen Grunderkrankungen kennt.

Wenn Patienten solch dramatische Akutverläufe überleben, müssen sie zunächst vom Beatmungsgerät entwöhnt werden und wieder lernen, selbständig zu atmen. Dann folgt das langsame Wiedererlernen aller anderen Funktionen wie zum Beispiel Sprechen, Essen und die Kontrolle aller Bewegungsabläufe. Bei Patienten, die so schwer betroffen waren, aber auch bei solchen, die vermeintlich nur leichte oder moderate Akutverläufe hatten, können jedoch zusätzlich Spätfolgen auftreten, auf die ich im Weiteren noch ausführlich eingehen werde.

Was heißt hier «Genesen»?

Die drei Begriffe «Infizierte», «Verstorbene» und «Genesene» begegnen uns seit dem Frühling 2020 tagtäglich in allen Medien. Das Robert Koch-Institut (RKI) meldet die jeweiligen Zahlen tagesaktuell. Mit «Genesenen» werden diejenigen an COVID Erkrankten bezeichnet, die weder eine aktive Infektion in sich tragen, noch sich im Krankenhaus aufhalten oder der Infektion erlegen sind. Unklar ist, wie die Anzahl der Genesenen bestimmt wird. Auf der Internetseite des RKI muss man ein wenig suchen, bis man zumindest eine grobe Vorstellung davon gewinnen kann, wie sich die Zahl der Genesenen herleitet. Es heißt dort, dass keine direkten Daten erhoben werden, ob eine Infektion überstanden ist; in die Schätzungen fließen die Dauer der Erkrankung vom Meldebeginn an und die Zahlen der Infizierten und Hospitalisierten ein. Der Begriff *Genesung* – sowie damit gleichbedeutend *Rekonvaleszenz* oder *Heilung* – meint die endgültige Wiederherstellung der körperlichen und geistigen Gesundheit, also nicht nur ein Nachlassen von Symptomen (Remission). Heilung muss auch im psychosozialen Umfeld erfolgen, was bedeutet, dass *alle* Aktivitäten des Lebens wieder wahrgenommen werden können. Ein großes Problem entstand in diesem weiten und unscharf abgegrenzten Begriffsfeld dadurch, dass viele COVID-19-Erkrankte der betreffenden Schätzung nach als genesen galten und auch offiziell als solche deklariert wurden, aber weiterhin multiple Symptome aufwiesen bzw. noch zusätzlich neue bei sich wahrnahmen. Von einer echten Heilung sind diese Menschen weit entfernt!

Sicherlich lässt sich sehr gut beschreiben und anhand von spezifischen Markern festlegen, ab wann ein Betroffener nicht mehr infektiös ist. Dies ist in Hinblick auf die Quarantänezeit und zum Schutz der Allgemeinheit ein äußerst wichtiges Kriterium. Allerdings ist die fehlende Infektiosität nicht automatisch gleichzusetzen mit einer Genesung des Patienten. Die als genesen geltenden Kranken wussten zunächst überhaupt nicht, mit ihren weiterbestehenden Symptomen umzugehen. Sie waren doch genesen – warum fühlten sie sich dann krank und nicht leistungsfähig, hatten weiter Fieber oder Brustschmerzen und Belastungsinsuffizienz, waren also rasch erschöpft, wenn sie sich nur ein wenig anstrengten? Um nur einige wenige der vielen verbliebenen Beschwerden zu nennen – und dabei geht es noch gar nicht um die Spätfolgen!

Wer legt fest, wie lange eine akute COVID-19-Infektion dauert, und wie lautet die Definition einer Heilung von dieser Infektion? Es war und ist ja nicht damit getan, dass die Menschen weiter unter den genannten Symptomen litten, sie sahen und sehen sich infolge mangelnder Aufklärung der Öffentlichkeit über diese Problematik fehlender Akzeptanz in allen Gesellschaftsschichten ausgesetzt. Das kann so weit führen, dass sie schließlich selbst glauben, dass das Problem einfach nur bei ihnen liege oder sie hypochondrische Tendenzen entwickelt hätten. Letztendlich aber liegt die Ursache dieses Problems keinesfalls bei dem Patienten selbst! Ihm wird vielmehr ein Status zugeschrieben, den er klinisch noch gar nicht erfüllen kann. Es sind «kranke Genesene», bei denen weiterhin ein Behandlungsbedarf besteht, um schließlich und hoffentlich einmal eine echte Rekonvaleszenz und Heilung herbeiführen zu können.

Möglichkeiten der Klassifizierung

Da es sich bei den Krankheitsbildern Post- und LongCovid in der Medizin noch um junge Phänomene und sozusagen um eine Neuentdeckung handelt, fehlen auch noch eindeutige Definitionen. Allerdings existieren verschiedene Klassifizierungsmöglichkeiten. Das britische «National Institute for Health and Care Excellence (NICE)» hat eine Einteilung nach zeitlichen Kriterien vorgenommen, an denen sich auch die deutsche S1-Leitlinie zur Behandlung von Post- und LongCovid-Patienten und die WHO orientiert: Die ersten bis zu vier Wochen bestehenden, meist schweren COVID-19-Symptome werden als «akute COVID-19-Phase» bezeichnet. Bleiben die Beschwerden weitere vier bis zwölf Wochen, spricht man von «fortwährender COVID-19-Symptomatik». Alle Symptome, die länger als zwölf Wochen anhalten oder neu hinzukommen – ohne dass andere Ursachen erkennbar werden –, heißen laut Leitlinie «Post-COVID-Syndrom». Wenn nach einer COVID-19-Infektion nach vier Wochen Beschwerden neu hinzukommen, und zwar ohne dass anfangs eine schwere Episode des Krankheitsverlaufes gegeben war, so bezeichnet die Leitlinie diese als «LongCovid». Die Leitlinie ergänzt, dass zur Definition von Post-/LongCovid eines der folgenden vier Kriterien herangezogen werden kann: 1) Symptome aus der akuten COVID-19-Phase oder deren Behandlung bestehen fort, 2) Symptome, die zu einer neuen gesundheitlichen Einschränkung geführt haben, treten auf, 3) es gibt neue Symptome, die nach dem Ende der akuten Phase aufgetreten sind, aber als Folge der COVID-19-Erkrankung verstanden werden, 4) eine vorbestehende Grunderkrankung verschlechtert sich. Dieser erste Versuch einer Klassifizierung mutet im klinischen Gebrauch noch sehr umständlich und verwirrend an und wird künftig sicher, wenn Studien neue Erkenntnisse gebracht haben, angepasst werden müssen.

Wofür dienen diese Leitlinien in der Medizin, und weshalb sind sie wichtig? Ein ganz entscheidender Aspekt ist die Qualitätssicherung im Gesundheitswesen und kontinuierliche Verbesserung der medizinischen Versorgung. Dazu werden in regelmäßigen Abständen die Leitlinien der entsprechenden Krankheitsbilder neu bewertet und auch angepasst. Die neuesten Studienergebnisse werden gesichtet und in die aktualisierte Leitlinie eingebracht. Das bedeutet, dass es nicht einfach eine für alle Zeit gültige Leitlinie zu einer Erkrankung gibt, sondern dass ein flexibles Anpassen der Leitlinie an die Weiterentwicklung und den Wissenszuwachs aus Studien zwingend erforderlich ist. Leitlinien bieten auf der Basis der aktuellen Studienlage hergeleitete Handlungsempfehlungen zum Beispiel für Diagnostik und Therapie. Diese Empfehlungen sind aber nicht in Stein gemeißelt, sondern beschreiben eine Art Handlungskorridor, von dem auch abgewichen werden kann. Allerdings sollte es für ein Abweichen immer eine triftige Begründung geben; schließlich beruht die Leitlinienempfehlung auf der aktuellen Evidenz – dem auf Forschungserträgen fundierten Wissen – zum jeweiligen Krankheitsbild. Da es zu den Spätfolgen einer COVID-19-Infektion erst wenige abgeschlossene Studien und demnach auch wenig Evidenz gibt, versteht es sich von selbst, dass die aktuell vorliegende S1-Leitlinie Post- und LongCovid einer weiteren Anpassung bedarf; sie kann gegenwärtig immer noch nur den momentanen, vergleichsweise jungen Kenntnisstand wiedergeben. Da Post- und LongCovid ein verschiedene medizinische Disziplinen betreffendes und multisystemisches Krankheitsbild ist, das praktisch jedes Organsystem betreffen kann, wurden in die Entwicklung der Leitlinie auch zahlreiche verschiedene medizinische Fachgesellschaften und Expertisen mit einbezogen. Diese nach den jeweiligen Fachgebieten differenzierten Handlungsempfehlungen sollen der bestmöglichen Versorgung der Patientinnen und Patienten zugutekommen. Zum gegenwärtigen Zeitpunkt bleibt festzustellen, dass noch kein endgültiger Konsens im Hinblick auf Ursachen und Entstehung von Post- und LongCovid besteht; dementsprechend existiert auch noch keine Therapieoption mit Medikamenten.

Aus der Leitlinie geht jedoch hervor, dass die Diagnostik je nach dem/den spezifischen Symptom(en) erfolgen soll, die/das ein Patient zeigt; daraus ergeben sich auch mögliche Ansätze zur Behandlung in der Rehabilitation. Bis jetzt können diese aber nicht spezifiziert werden, weil es noch keine ausreichende Zahl an Studien gibt. Aktuell finden klinische Untersuchungen zu diesem Themenfeld statt. Damit will man herausfinden und verlässlich bewerten, welche spezifische Rehabilitationstherapie tatsächlich zu einer nachhaltigen Verbesserung des Gesundheitszustandes der Betroffenen führt. Um solche Untersuchungen sinnvoll und erfolgreich durchführen und abschließen zu können, muss aber die Begleitung der betreuten Patienten bis zu zwölf Monaten dauern, weil man nur dann auch verlässliche Aussagen über Langzeiteffekte machen kann. Dementsprechend sind diese Studienergebnisse auch erst zeitversetzt, realistischerweise (nach einer entsprechenden Auswertungsphase) frühestens Ende 2022 zu erwarten. Eine erste Teilauswertung hat ergeben, dass sowohl Post- als auch LongCovid-Patienten gut bis exzellent von Rehamaßnahmen profitieren und sich ihr allgemeiner Gesundheitszustand sowie auch Einzelsymptome bessern.

Anders als bei der Klassifizierung der gegenwärtigen Leitlinie von Spätfolgen einer COVID-19-Infektion im Juli 2021 – anhand der *zeitlichen* Dimension – hat sich als alternative Einteilung in der klinischen Anwendung eine *behandlungsorientierte*

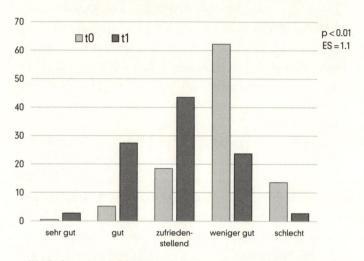

Abb 1: Re_Co – medizinische Rehabilitation nach einer Coronaerkrankung, erste Studienergebnisse mit dem Vergleich des Gesundheitszustands zu Beginn (t0) und am Ende (t1) der Rehabilitation

Klassifizierung bewährt, und zwar bereits ein Jahr vor dem Erscheinen der Leitlinie. Wir waren schon im Sommer 2020 gezwungen, unsere Patienten in bestimmte Gruppen einzuteilen, da uns klar wurde, dass sie unterschiedlicher Behandlungsansätze in der Rehabilitation bedürfen. Die Begriffe *Long-* und *Post-COVID* werden in dem vorliegenden Buch nach dieser Systematik in einem anderen Zusammenhang als dem in der Leitlinie dargestellten verwendet: Im sogenannten Drei-Gruppen-Prinzip nach Frommhold wird nicht nur von Infizierten, Gestorbenen und Genesenen gesprochen, sondern es erfolgt eine klinische Einteilung der Genesenen in drei Untergruppen.

Bereits weit vor der Veröffentlichung der Leitlinie hat sich dieses Vorgehen insbesondere für die Planung der weiteren Therapie, die von Gruppe zu Gruppe sehr unterschiedlich ist, als äußerst hilfreich erwiesen. Ich möchte noch einmal aus-

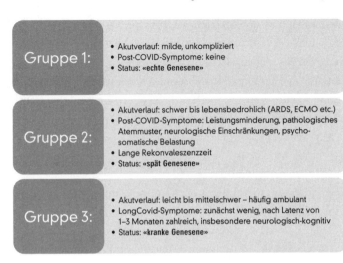

Abb. 2: Klinische Klassifizierung Post- und LongCovid nach Frommhold

drücklich betonen, dass mir diese Differenz sehr wohl bewusst ist, ich aber eine rein zeitliche Klassifizierung nicht für hinreichend erachte. Es mag eine gewisse Verwirrung herrschen, was die Verwendung der Begriffe betrifft; daher gehe ich an dieser Stelle so ausführlich darauf ein.

Echte Genesene der Gruppe 1

Unter der «Gruppe 1» der Genesenen versteht man die sehr wahrscheinlich größte Gruppe der Betroffenen, die nur ganz milde oder klinisch gar nicht bemerkte Akutverläufe hatten und dann weder Post- noch LongCovid-Symptome entwickeln. Sie dürfen somit als echte Genesene gelten. Wirklich fundierte, statistisch erhärtete Zahlen, die diese vermutete Häufungswahrscheinlichkeit bestätigen, gibt es allerdings nicht. Dennoch zählen zu dieser Gruppe nicht zwingend nur junge und zuvor gesunde Menschen. Vielmehr gibt es durchaus auch ältere Patienten, bei denen die Infektion einen solchen Verlauf genommen hat, obwohl eigentlich gerade bei ihnen das Risiko eines schweren Akutverlaufes zunimmt; dies gilt umso mehr, wenn die Betroffenen Risikofaktoren zeigten, die sich naturgemäß im Alter häufen. Diese Gruppe-1-Genesenen benötigen im Hinblick auf ihre durchlaufene COVID-19-Erkrankung keine weitere medizinische Unterstützung mehr.

Spätgenesene der Gruppe 2

Jene Patienten, die klinisch der Gruppe 2 zugeordnet werden, haben einen sehr schweren und lebensbedrohlichen Akutverlauf der COVID-19-Infektion hinter sich. Viele von ihnen lagen wochenlang auf der Intensivstation, und es war nicht klar, ob sie die schwere Erkrankung überhaupt überleben würden. Diese Patienten haben dem Tod buchstäblich noch einmal ein Schnippchen geschlagen. Auch unter ihnen finden sich nicht nur – wie eventuell zu vermuten wäre – alte und vorerkrankte, sondern durchaus auch junge, zuvor sportliche, gut trainierte Menschen.

Es gibt bis jetzt keinen klassischen Marker oder Prädikator (ein Faktor, der eine zuverlässige Vorhersage erlaubt), anhand dessen man einen mit einiger Wahrscheinlichkeit zu erwartenden schweren Akutverlauf bei einem Infizierten sicher voraussagen kann. Grundsätzlich kann dieses Schicksal eines schweren Verlaufs also jeden Menschen treffen. Zum Glück stellte sich dann im weiteren Verlauf der Pandemie heraus, dass durch die erfolgreichen Impfungen Hospitalisierungen (Aufnahme in eine Klinik), aber auch schwerste Akutverläufe deutlich seltener werden. Patienten werden ganz überwiegend deswegen in Gruppe 2 eingeordnet, weil sie nahezu allesamt zuvor einen sehr schweren Akutverlauf der Infektion hatten. Ihre in dem Schaubild aufgeführten Kardinalsymptome gehören, wie bei anderen Intensivpatienten auch, noch gleichsam als «Nachwehen» zu der eigentlichen Infektion dazu – im Fachjargon als

«PICS» (Post-Intensive-Care-Syndrom) bezeichnet. Deswegen kann man im Hinblick auf Gruppe 2 klinisch angelehnt an das PICS auch von «Post-COVID-Patienten» sprechen. Dies entspricht dem Post-COVID-Syndrom in der Leitlinie.

Ganz typisch für die Betroffenen sind Leistungsminderung durch Abbau der Muskulatur infolge der langen Liegezeiten und Taubheitsgefühle oder Sensibilitätsstörungen ähnlich denen als «Critical-Illness-Polyneuropathie» beschriebenen Symptomen. All diese Ausprägungen sind nicht neu, sondern typisch für Menschen mit langen intensivtherapeutischen Klinikaufenthalten. Spezifisch für Menschen, die eine schwere COVID-19-Infektion überstanden haben, sind ferner deutliche Einschränkungen im Bereich des Gasaustausches in der Lunge, obwohl die Lunge ansonsten völlig normal funktioniert: Zumeist hatten die Betroffenen keine Einschränkung, was die Weite der Atemwege (Obstruktion) oder die Beweglichkeit und Dehnbarkeit der Lungen (Restriktion) betrifft. Eine «Obstruktion» (Verengung) ist typisch beim Bronchialasthma und auch bei der COPD; eine «Restriktion» (eine Einschränkung der Ausdehnungsfähigkeit) entwickeln Patienten mit Lungenemphysem oder einer Lungenfibrose. Selbstverständlich kann es bei einigen Patienten auch im Nachgang einer COVID-19-Infektion zu Herzmuskelentzündungen und Lungenfibrosen kommen. Allerdings stellten sich diese Patienten in der hier beobachteten Gruppe nur sehr selten vor; das bedeutet freilich nicht, dass in dieser Hinsicht nicht dennoch weitere fachärztliche Kontrollen und Nachbeobachtungen notwendig sind.

Weitere typische Post-COVID-Symptome sind eine pathologische (krankhafte) Atemmechanik, die deutlich die atemmuskulären Einschränkungen bei anderen Intensivpatienten übersteigt. Durch traumatisierende Erlebnisse – dazu gehören beispielsweise Nahtoderfahrungen, lange Isolationszeiten oder auch die Angst, zu sterben und das Krankenhaus nicht mehr lebend verlassen zu können – bestehen bei vielen Post-COVID-Patienten psychosomatische Belastungen.

Auf Patienten in dieser Gruppe 2 und auch in Gruppe 3 werde ich im Verlauf dieses Buches noch in gesonderten Kapiteln differenziert eingehen. Dennoch kann ich schon an dieser Stelle sagen, dass die therapeutischen Möglichkeiten im Rahmen der Rehabilitation bei Post-COVID-Patienten oder Betroffenen der Gruppe 2 sehr gut sind und eine deutliche Verbesserung ihrer Lebensqualität erzielt werden kann.

Kranke Genesene der Gruppe 3

Anders verhält es sich mit Patienten der Gruppe 3 oder auch den «kranken Genesenen». Diese Betroffenen hatten zunächst häufig nur einen milden oder moderaten Akutverlauf. Mitunter mussten sie noch nicht einmal im Krankenhaus stationär behandelt werden, vielmehr war eine Versorgung zu Hause möglich. Allerdings haben auch diese Patienten zum Teil trotzdem eine Entzündung der Lunge erlitten, die sie selbst aber nicht bemerkt haben und die meist auch von keinem Arzt diagnostiziert wurde. Da sie sich im Stadium der akuten Infektion in der häuslichen Quarantäne befunden haben, kam die Diagnostik teilweise zu kurz; letztendlich weiß man nicht eindeutig zu sagen, wie ausgeprägt bei ihnen die Akuterkrankung wirklich war.

Bei den Menschen der Gruppe 3 kommt es nach der Akutphase zunächst zu einer gewissen Stabilisierung, auch wenn bei weitem noch nicht das ursprüngliche Leistungsniveau erreicht wird. Einige versuchen, ihre Arbeit wieder aufzunehmen; dabei tritt dann häufig eine massive Erschöpfung auf, und das Leben außerhalb der beruflichen Tätigkeit ist sehr eingeschränkt. Nach einer Latenz von etwa ein bis drei Monaten stellen sich zudem neue Symptome ein, die sehr verschiedenartig sind und sich auch von der Akutsymptomatik deutlich unterscheiden.

Bisher ist die Ursache dieser Beschwerden noch nicht eindeutig durch Studien geklärt. Es gibt Anhaltspunkte dafür, dass es sich zum Beispiel um eine Hartnäckigkeit des Virus, aber auch um eine Autoimmunerkrankung handeln könnte. Von Autoimmunerkrankungen spricht man, wenn unser Körper in der Akutphase nicht nur die hilfreichen Antikörper gegen das Virus produziert, sondern sich auch fehlgeleitete Antikörper entwickeln, die sich statt gegen das Virus gegen körpereigene Strukturen richten. Ungünstigerweise zirkulieren diese Autoantikörper im Blut und können je nach Beschaffenheit praktisch jedes Organsystem befallen und schädigen. Es ist daher nicht verwunderlich, dass die Patienten der Gruppe 3 sehr viele verschiedene Symptome zeigen, die häufig auf den ersten Blick gar nichts miteinander zu tun haben. Ähnliche Autoimmunreaktionen kennen wir auch nach anderen Infektionen, zum Beispiel nach einer Epstein-Barr-Virusinfektion (dem sogenannten Pfeifferschen Drüsenfieber) oder auch nach einer Borreliose. Laut Studienlage können bis zu zweihundert (!) verschiedene Symptome auftreten. Leider kann wegen der fehlenden Aussage zur Entstehung dieses Krankheitsbildes auch noch kein eindeutiger Behandlungsansatz vorgestellt oder eine klare Empfehlung zur Therapie gegeben werden. Bisher ist auch unklar, wie lange die Symptome anhalten und ob sich eine Besserung oder auch eine echte Heilung erreichen lässt. Wir haben es also mit einer chronischen Erkrankung zu tun, die erheblichen Forschungsbedarf erzeugt, um den Betroffenen helfen zu können. Daher können die Betroffenen der Gruppe 3 auch als «Long-Covid-Patienten» bezeichnet werden, um auf diese Weise der Chronifizierung dieses Krankheitsbildes Ausdruck zu verleihen.

Zum jetzigen Zeitpunkt existiert kein spezifischer Marker oder diagnostischer Ansatz, mit welchem LongCovid bewiesen werden kann. Es handelt sich vielmehr um eine klinische Ausschlussdiagnose. Das bedeutet, dass die vielfältigen Symptome einzeln betrachtet und jeweils fachärztlich abgeklärt werden müssen. Meist ergeben sich in den klinischen Untersuchungen keine auffälligen Befunde; dennoch ist es unerlässlich, diese durchzuführen, um eventuell gleichzeitig bestehende Erkrankungen anderer Art nicht zu übersehen. Die LongCovid-Betroffenen haben häufig damit zu kämpfen, dass keine pathologischen Befunde vorliegen und es daher auch kaum medikamentöse therapeutische Ansätze gibt. Unter ihren Beschwerden leiden sie aber dennoch immens. Mit Hilfe eines stark individualisierten und den einzelnen Symptomen angepassten rehabilitativen Therapieplans können diese Patienten Linderung erfahren.

Es gibt in der Medizin das Sprichwort «Der liebe Gott hat vor die Therapie die Diagnostik gesetzt». Da wir bei LongCovid bisher die Ursache nicht kennen, ist eine exakte Diagnostik schwierig, und folglich existiert auch keine spezifische Therapie. Wir können unseren LongCovid-Patienten daher aktuell nur eine interdisziplinäre supportive (unterstützende) Behandlung anbieten. Dies erklärt, warum die Rehabilitation von Patienten der Gruppe 3 oder LongCovid deutlich schwieriger ist und umfassender angegangen werden muss als die der Gruppe 2 oder Post-COVID. So haben letztlich diejenigen, die einen sehr schweren Verlauf überlebt haben, in der weiteren Rehabilitation deutlich bessere Erholungschancen als Menschen mit einem zunächst milden Verlauf, die dann aber LongCovid-Beschwerden entwickeln.

Welcher Mensch prädisponiert ist, an LongCovid zu erkranken, wissen wir aktuell einfach nicht. Es gibt keine nachweislichen Risikofaktoren. Aus Studien und auch aus dem eigenen klinischen Empfinden heraus wissen wir aber, dass häufig jüngere Patienten im Alter zwischen zwanzig bis fünfzig Jahren und mehr Frauen als Männer betroffen sind. Diese LongCovid-Patienten haben zumeist keine Vorerkrankungen, sie waren sportlich aktiv und pflegten einen gesunden Lebensstil. Nicht selten sind auch Sportler und Menschen aus Berufen mit einem sehr hohen Konditionsanspruch – sowohl geistig als auch körperlich – betroffen. Diese Patienten stehen in der Blüte ihres Lebens, wollen arbeiten, Geld verdienen, aktiv ihre Freizeit gestalten, sich um Kinder und Familie kümmern. All das ist ihnen durch LongCovid nicht mehr in der Weise möglich, wie sie es früher gewohnt waren. Viele verzweifeln, denken, sie bilden sich ihre Beschwerden nur ein. Da gesellschaftlich für das Krankheitsbild LongCovid noch wenig Akzeptanz besteht und es – wie gerade skizziert – auch noch keine einheitliche Diagnostik und Therapieempfehlung gibt, sind die Betroffenen gefangen in einer bedrängenden Hilflosigkeit. Sie scheinen äußerlich gesund und unversehrt, haben keine medizintechnisch nachweisbaren auffälligen Untersuchungsbefunde, und dennoch geht es ihnen aus vielerlei Gründen so schlecht, dass es ihnen unmöglich ist, einen normalen Alltag zu leben. Aussicht auf Heilung ist nicht absehbar.

Die psychosoziale Situation dieser Menschen ist umso beklemmender, als manche Patienten sich ständigen Diskussionen über ihren Gesundheitszustand mit Arbeitskollegen, Freunden und zum Teil sogar Familienangehörigen ausgesetzt sehen, die nicht begreifen, was es mit dem Krankheitsbild LongCovid auf sich hat. Den Betroffenen wird aus Unkenntnis – und auf jeden Fall zu Unrecht – Simulantentum vorgeworfen. Aus dieser Konstellation entwickeln die Betroffenen in einer Art Negativspirale Ängste, Depressionen und Panikattacken. Das heißt: Auf ein ehemals somatisches Problem satteln sich kaskadenartig psychosomatische Symptome auf. Dabei geht es völlig am Kern des Problems vorbei zu behaupten, LongCovid sei bereits ursprünglich ein rein psychosomatisches Krankheitsbild. Natürlich stellt sich eine gewisse Komplexität ein, falls bei LongCovid-Patienten bereits im Vorfeld eine psychosomatische Diagnose vorhanden war. In diesem Fall ist eine fachärztliche Differenzierung dringend angezeigt.

Trotz dieser deplorablen Lage der Betroffenen – und auch

wenn noch kein medikamentöser Therapieansatz vorhanden ist – können wir dennoch LongCovid-Patienten helfen und ihnen Hoffnung geben. Allerdings ist dafür entscheidend, dass die Patienten wenigstens die bereits mögliche und auf jeden Fall notwendige therapeutische Zuwendung erhalten. Wir stehen in dieser Hinsicht aktuell vor einem Dilemma in der Versorgung. Sicherlich braucht nicht jeder LongCovid-Patient sofort eine stationäre Rehabilitation; es ist auch denkbar, zunächst mit ambulanten Therapieformen zu arbeiten. Wichtig dafür ist aber die Schulung der einzelnen Akteure im Gesundheitswesen, damit die bisher gewonnenen Erkenntnisse im Bereich der Therapiemöglichkeiten auch zugänglich gemacht und angewandt werden können. Die Schwierigkeiten werden dadurch gesteigert, dass es bereits vor der Pandemie Engpässe im ambulanten Versorgungsbereich zum Beispiel im Hinblick auf Psychotherapie, Physiotherapie oder Ergotherapie gab, um nur einige aufzuführen. Diese Problematik besteht weiterhin, gerade auch in strukturschwachen Gebieten. Es werden neue Lösungen aufgezeigt werden müssen, um die durch Corona neu hinzugekommenen Patienten zu versorgen.

Mittlerweile häufen sich auch jene Fälle, in denen eine COVID-19-Erkrankung sowie auch Post- und LongCovid-Symptome als Berufserkrankung anerkannt werden. Zumeist, aber selbstverständlich nicht ausschließlich, sind dies Patienten aus den medizinisch-therapeutischen Berufsgruppen. Da wir bereits seit Jahren ein Defizit etwa im Bereich der Pflege haben, verschärft der Aspekt LongCovid als Berufserkrankung mit dem bis heute ganz unklaren Ausgang hinsichtlich der Arbeits- und Erwerbsfähigkeit der Betroffenen dieses Defizit noch zusätzlich.

Eine weiteres Problemfeld tut sich auf, wenn man die Situation aus dem Blickwinkel der häuslichen Kranken- und Altenpflege betrachtet. Zumeist obliegt die Pflege den Angehörigen, und zwar, wenn sie im familiären Umfeld realisiert wird, den (jüngeren) Frauen. Diese gehören aber durchaus genau zu der Patientengruppe, welche vermehrt unter LongCovid leidet. Dementsprechend können die LongCovid-Patientinnen dann nicht mehr die Pflege der Angehörigen übernehmen. So wächst der Bedarf an stationären oder ambulanten Pflegedienstleistungen noch weiter, obwohl Gesundheitspolitik und Gesundheitsmanagement wissen, dass auf diesem Feld ohnehin schon lange Unterversorgung herrscht. Es ist also ein ganzer Strauß an Gründen – individueller, gesellschaftlicher, gesundheitspolitischer, aber auch arbeitsmarktpolitischer Natur –, weshalb es dringend erforderlich ist, Therapieoptionen und Handlungsempfehlungen zu etablieren, damit eine Stabilisierung des Gesundheitszustandes der LongCovid-Betroffenen erreicht und deren Abgleiten in die Arbeits- oder Erwerbsunfähigkeit verhindert werden kann.

Post-COVID – Folge einer lebensbedrohlichen COVID-19-Akutinfektion

Symptome und Belastungen

Wie bereits im Kapitel «Möglichkeiten der Klassifizierung» ausgeführt, teile ich die Spätfolgen nach einer COVID-19-Infektion – anders als die Leitlinie Post/LongCovid es vorsieht – nicht anhand der zeitlichen Dimension, sondern nach ihrem klinischen Erscheinungsbild ein. Zu Post-COVID-Symptomen zählen in diesem Sinne mannigfaltige Beschwerden, denen ein sehr schwerer akuter Krankheitsverlauf vorausgeht. Auch wenn COVID-19 eine Multisystemerkrankung ist, spielen dennoch bei einem akut schweren Verlauf, der eine intensivmedizinische Behandlung erforderlich macht, vorrangig die entzündlichen Schädigungen im Bereich der Lungen eine entscheidende Rolle. Indikation für die Aufnahme eines solchen Patienten auf eine Intensivstation ist ein Abfall der Sauerstoffsättigung im Blut auf weniger als 90 Prozent, obwohl bereits laufend Sauerstoff zugeführt wird, sowie Luftnot und eine deutlich erhöhte Atemfrequenz von mehr als 25 bis 30 Atemzügen pro Minute; bei einem Gesunden sind etwa zwölf Atemzüge pro Minute normal. Tritt diese Symptomkonstellation auf, so kann daraus abgeleitet werden, dass die Lungenfunktion akut stark beeinträchtigt ist und möglicherweise ein Versagen droht. Auf der Intensivstation liegt dann zunächst der

Fokus der Bemühungen darauf, dem Körper und allen Organen ausreichend Sauerstoff zur Verfügung zu stellen. Dies geschieht unter ständiger Überwachung, nicht zuletzt von Puls, Blutdruck, Temperatur und Sauerstoffsättigung – dies sind die sogenannten *Vitalparameter*. Diese im Blick zu behalten, ist essentiell wichtig, um mögliche Verschlechterungen des klinischen Zustandes schnell wahrzunehmen und darauf therapeutisch reagieren zu können. Natürlich werden noch viele weitere Werte regelmäßig erfasst, doch alle aufzuzählen würde dieses Format sprengen. Die Sauerstoffgabe erfolgt entweder über Nasensonden, wobei sehr viel Sauerstoff zugeführt wird (man spricht von sehr hohen Flussraten), oder im Wege einer Maskenbeatmung, wobei diese Maske sehr dicht auf dem Gesicht aufsitzt. Falls der Patient nicht mehr über die Atemkraft verfügt, dass er noch selbständig und effizient ein- und ausatmen kann, ist es unvermeidbar, ihn in ein künstliches Koma zu versetzen und die Beatmung durch eine Maschine vornehmen zu lassen.

SARS-CoV-2 führt infolge einer Entzündungsreaktion der Lunge zu einer Störung des Gasaustauschs. Normalerweise liegen die kleinsten Bestandteile der Lunge – die Lungenbläschen oder Alveolen – sehr nahe an den umgebenden Lungengefäßen. In diesem Bereich erfolgt der Übertritt von Sauerstoff aus den Lungenbläschen ins Blut, während in die andere Richtung Kohlendioxid vom Blut in die Ausatemluft gelangt. Je kürzer die zu überwindende Strecke zwischen Alveole und Gefäß ist (auch bezeichnet als «Diffusionsstrecke»), umso einfacher und problemloser ist der Gasaustausch. Bei einer viralen Lungenentzündung durch SARS-CoV-2 kommt es zu einer Verbreiterung der Strecke zwischen Lungenbläschen und Gefäß – da sich dort Entzündungsmediatoren ablagern. Der Gasaustausch ist beeinträchtigt und im schlimmsten Fall – je nachdem wie viele Bereiche der Lunge von der Entzündungsreaktion betroffen sind – gar nicht mehr möglich. In diesem Fall muss dann nicht nur zusätzlich Sauerstoff von außen dazugegeben, sondern dieser auch mit Druck der Lunge zugeführt werden. Mit diesem Verfahren kann die (oben erwähnte) verlängerte Diffusionsstrecke überwunden werden: Der Sauerstoff wird, wenn man so sagen möchte, «hindurchgepresst». Diese Arbeit übernimmt dann unter anderem das Beatmungsgerät. Verbreitert sich die Diffusionsstrecke durch ein Fortschreiten der Entzündung noch weiter, benötigt man immer höhere Drücke, damit der Sauerstoff ins Blut gelangt. Um alle Bereiche der Lunge zu beatmen und um ein Verkleben (Atelektase) bestimmter Teile zu vermeiden, ist es wichtig, dass der Patient in diesem Krankheitsstadium nicht nur in Rückenlage im Bett liegt, sondern auch immer wieder in die Bauchlage gebracht wird. Doch irgendwann ist dann auch ein Beatmungsgerät an seiner Leistungsgrenze angelangt. In diesem Fall greift als letzter Anker der Einsatz der ECMO (Extrakorporale Membranoxygenierung); dann wird das Blut über eine außerhalb des Körpers befindliche Maschine mit Sauerstoff versorgt und vom Kohlendioxid befreit. Diese Option wird nur gewählt, wenn der Zustand des Patienten äußerst kritisch ist. Eine Garantie, zu überleben, wenn dieses Stadium erreicht ist, gibt es nicht.

Doch bleibt es nicht bei Schädigungen der Lunge. COVID-19 führt auch noch an vielen anderen Stellen im Körper zu mitunter massiven Beeinträchtigungen. Man muss besonders achtgeben auf die Neigung zur Bildung von Blutgerinnseln – sogenannten Thrombosen –, die sich im venösen, aber auch im arteriellen Gefäßsystem manifestieren können. Häufig treten zum Beispiel Lungenembolien – also ein Verschluss im Bereich der Lungenarterien durch Blutgerinnsel – oder auch thrombotische Verschlüsse im Gehirn oder am Herzen auf. Darüber hinaus kann es zu Problemen wie Herzrhythmusstörungen und auch Herzmuskelentzündungen, Nierenschädigungen oder sogar zu einem Versagen von gleich mehreren weiteren Organen (Multiorganversagen) kommen. Im schlimmsten Fall tritt zusätzlich zu der eigentlichen COVID-19-Lungenentzündung dann auch noch eine bakterielle Lungenentzündung auf. Die Bakterien können sich im Blutstrom ausbreiten und zu einer Sepsis (Blutvergiftung) führen, wodurch die oben genannten Symptome, die über die Blutbahn wie in einer Spirale zusammenhängen, weiter verschlimmert werden. Die Dramatik des Verlaufs kann in diesem Stadium zusätzlich durch ein Versagen des Kreislaufes gesteigert werden, wenn die beschriebenen Komplikationen auftreten.

So hat die Intensivmedizin die heroische Aufgabe, all diese Facetten und Verknüpfungen im Blick zu behalten, kleinste Veränderungen schnellstmöglich zu diagnostizieren, um dann darauf zu reagieren und den Patienten natürlich mit allen zur Verfügung stehenden Medikamenten zu unterstützen. Wenn der Betroffene es schafft, einen solchen Verlauf dank des Einsatzes aller modernen Methoden und Hilfsmittel der Medizin und dem unermüdlichen Einsatz aller Mitarbeiterinnen und Mitarbeiter auf einer Intensivstation zu überleben, so kann man sich leicht ausmalen, dass es noch einige «Nachwehen», also Post-COVID-Symptome, gibt. Wir kennen ähnliche Effekte auch bereits bei anderen Intensivpatienten, aber nach einer COVID-Erkrankung zeigen sich gewisse Besonderheiten. Da die moderne Medizin im Allgemeinen und die Intensivmedizin im Besonderen immer mehr Fortschritte machen, überleben erfreulicherweise auch deutlich mehr Menschen als noch vor einigen Jahren einen Aufenthalt auf der Intensivstation, wohin sie infolge einer lebensbedrohenden Erkrankung gekommen sind. In diesem Zusammenhang treten nun auch vermehrt Langzeitfolgen nach einer Intensivtherapie zutage. Es gibt bereits einige Studien, die sich diesem Thema widmen. Ziel ist es, Langzeitfolgen nach intensivmedizinischer Behandlung so gering wie möglich zu halten oder im besten Falle durch Prävention und vorausschauende Therapie zu vermeiden. Im Fachjargon werden die Langzeitfolgen nach Intensivtherapie als «Post-Intensive-Care-Syndrom» (PICS) bezeichnet. Wovon sprechen wir in so einem Fall? Eine typische Symptomkonstellation besteht aus der Trias: *körperliche*, *kognitive* und *psychische* Beeinträchtigungen:

- Aufgrund mitunter langer Bettlägerigkeit im Rahmen des künstlichen Komas kommt es zu einem Abbau (Atrophie) der Muskulatur. Dabei ist zu beachten, dass dieser Muskelschwund nicht nur die bewegungsrelevanten Muskelgruppen, sondern auch die atmungsrelevante Muskulatur betrifft. Daraus wiederum resultieren eine verminderte Belastbarkeit, Muskelschwäche, Schmerzen, körperliche Leistungsminderung, rasch eintretende Erschöpfung und falsche Atemmechanik.
- Von der hier beschriebenen Dekonditionierung (Fähigkeitsverlust) muss eine organische Ursache der Beschwerden – die bereits erwähnte Critical-Illness-Polyneuropathie oder kurz CIP – abgegrenzt werden. Ursache und Entstehung der CIP sind auch heute noch nicht abschließend geklärt. Es wird davon ausgegangen, dass im Rahmen einer sehr schweren Entzündungsreaktion – eines septischen Schocks – Entzündungsmediatoren überall im Körper verteilt werden, diese viele Organe schädigen und unter anderem auch das Nervensystem angreifen. Es schließt sich eine Nervenentzündung in unterschiedlichsten Arealen an, die bis zu einer Lähmung und anschließenden Verkümmerung von Muskeln führen kann. Weder für die Dekonditionierung noch für die Critical-Illness-Polyneuropathie gibt es einen kausalen Therapieansatz. Daher geht es vor allem darum zu verhindern, dass so eine Situation überhaupt eintritt; also steht die Prävention an erster Stelle, gefolgt von der Rehabilitation in all ihren Facetten und Möglichkeiten, um den Patienten wieder in seinen Alltag eingliedern zu können. Entscheidend ist, dass die beschriebene Leistungsminderung und Erschöpfung in keinem Fall mit einer LongCovid-Fatigue oder ME/CFS

gleichgesetzt werden darf und kann. Es handelt sich dabei um zwei völlig unterschiedliche Krankheitsbilder, die dementsprechend auch anderer Therapiestrategien bedürfen.
- Ein weiteres körperliches Phänomen, das als Folge einer intensivmedizinischen Behandlung eines massiven akuten COVID-19-Verlaufs eintreten kann, betrifft die muskuläre Blockierung insbesondere im Bereich der Hals- und Brustwirbelsäule sowie der oberen Rippen; sie resultiert mitunter aus der im Akutstadium notwendigen Bauchlagerung des Patienten. Wenn dieses Problem auftritt, muss physiotherapeutisch eingegriffen werden, und zwar wird damit im besten Fall bereits auf der Intensivstation begonnen.
- Als kognitive Einschränkungen infolge eines solchen durch COVID-19 erzwungenen Aufenthalts auf der Intensivstation können Gedächtnis- und Aufmerksamkeitsstörungen sowie eine verminderte Auffassungsgabe auftreten.
- Im Bereich der Psychosomatik haben wir es unter anderem mit depressiven Symptomen, Angst und Beschwerden im Sinne von posttraumatischen Belastungsstörungen (PTBS) zu tun. Wenn man sich vor Augen hält, welche Odyssee diese Menschen durchlebt haben, wie sie um das nackte Überleben gekämpft und nur dank der heutigen medizinischen Möglichkeiten diesen Kampf noch gewonnen haben, kann man ihre psychosomatischen Beeinträchtigungen leicht nachvollziehen.
- Eine weitere, häufig beobachtete Komplikation gerade bei COVID-19-Patienten auf der Intensivstation ist das Delirium, auch kurz «Delir» genannt. Dieser Begriff beschreibt den Zustand einer geistigen Verwirrung mit Störung von Bewusstsein und Denkvermögen. Mitunter kommen auch vegetative Symptome wie Fieber oder starkes Schwitzen hinzu. COVID-19-Patienten sind vergleichsweise häufig von einem Delir betroffen. Man geht davon aus, dass Hirnzellen entweder direkt durch SARS-CoV-2 infiziert werden oder aber

im Rahmen der allgemeinen heftigen Entzündungsreaktion die Blut-Hirn-Schranke überwunden wird und folglich die Hirnzellen nicht mehr so gut geschützt sind. Als weitere Ursache für die vermehrt auftretenden deliranten Zustände kommt eine Sauerstoffunterversorgung des Gehirns infolge der verminderten Sauerstoffaufnahme in der Lunge in der Anfangsphase des schweren Infektionsgeschehens in Betracht. Ferner können auch Thrombosen in Gehirngefäßen auftreten, die solche Störungen hervorrufen. Laut Studien haben sich bei Entlassung aus dem Krankenhaus bis zu einem Drittel der Patienten mit Delir noch nicht davon erholt und leiden noch über Monate hinweg an dessen Folgen – darunter kognitive Einschränkungen und Depressionen.

Wichtige präventive Maßnahmen im Kampf gegen PICS, CIP und Delir sollten möglichst schon während des Aufenthalts auf der Intensivstation ergriffen werden – getreu dem Motto «Vorsorge ist besser als Nachsorge». In Studien wurden mehrere Ansätze herausgearbeitet; wenn man sie beachtet, kommt es weniger häufig zu Langzeitfolgen nach einem Intensivstationsaufenthalt. Wichtig ist im Rahmen dessen eine gute Schmerztherapie, Spontanatmungsversuche zuzulassen und zu fördern, verschiedene Medikamente zur Betäubung (Sedativa) und Schmerzlinderung (Analgesie) einzusetzen, in geeigneter Weise auf die Vermeidung des Delirs hinzuarbeiten bzw., wenn es doch dazu kommt, frühzeitig die Therapie eines Delirs anzugehen, Frühmobilisation voranzutreiben und – ganz wichtig! – die Familienangehörigen miteinzubeziehen: Auch wenn ein Patient in ein künstliches Koma versetzt ist, bekommt er durchaus unterbewusst vieles mit, was um ihn herum geschieht; und da spielen die Unterstützung und das Sicherheitsgefühl, die nahe Angehörige vermitteln können, eine enorm wichtige Rolle. Gerade während der ersten Welle der Pandemie waren präventive Maßnahmen, wie ich sie oben beschrieben habe, zum Teil nur sehr eingeschränkt möglich. Es fehlte zu diesem Zeitpunkt an geeigneten Schutzmaßnahmen; Impfmöglichkeiten bestanden noch gar nicht. Damals litten viele Patienten folglich auch unter den zum Teil sehr langen Isolationszeiten, weil es keine Besuchsmöglichkeiten für die Angehörigen gab. Auch diese psychosozialen Aspekte könnten zu vermehrt auftretenden Post-COVID-Symptomen beigetragen haben.

Wir können also festhalten, dass auch nach anderen Erkrankungen, die eine intensivmedizinische Behandlung notwendig machen, Post-Intensive-Care-Symptome ähnlich denen von Post-COVID-Symptomen auftreten können. Ursächlich gehören diese Symptome jedoch zu der akut schwer verlaufenden *Grunderkrankung*; daher spreche ich in Anlehnung an das Post-Intensive-Care-Syndrom auch von *Post-COVID*-Symptomen, weil beide Erkrankungen im Hinblick auf ihre Ursache und auch ihre Therapie vergleichbar sind. Als Besonderheit der Post-COVID-Patienten muss jedoch nachdrücklich betont werden, dass diese im Vergleich zu anderen Intensivpatienten 1) eine längere Rekonvaleszenz haben und 2) zumeist besonders ausgeprägt von einer krankhaften Atemmechanik mit massiver Schonatmung und Neigung zu Hyperventilation (krankhaft vertiefte bzw. beschleunigte Atmung) schon bei geringster Belastung betroffen sind.

Therapieoptionen während der Rehabilitation

Erstes Ziel – Wieder Selbständigkeit erreichen!

Wenn man sich nochmals den oben skizzierten Verlauf einer lebensbedrohlichen COVID-19-Infektion vor Augen hält und dabei bedenkt, dass so ein massiv kräftezehrender Aufenthalt auf einer Intensivstation auch schon mal mehrere Monate dauern kann, wird schnell klar, dass die weitere Stabilisierung dieser Patienten, die dem Tod gerade noch entronnen sind, bis zu ihrer hoffentlich vollständigen Heilung geraume Zeit in Anspruch nehmen wird. Das wichtigste Ziel ist die Wiederherstellung der Autonomie der Betroffenen. Jeder Intensivpatient muss wieder Selbständigkeit erreichen; das zu schaffen verlangt häufig, einige Hürden zu überwinden. Die Betroffenen müssen viele Körperfunktionen, die uns selbstverständlich vorkommen und gleichsam unbewusst von uns erledigt werden, wieder komplett neu erlernen. Dies fordert den Patienten sehr viel Geduld und Verständnis mit und für sich selbst ab, denn natürlich haben sie aus ihrem Leben vor Corona noch das Wissen darüber, wie zum Bespiel bestimmte Bewegungsmuster abzulaufen haben. So ist das Problem, dass der Kopf Bescheid weiß, während die Kommunikation mit den entsprechenden Muskelgruppen und die einzelnen Muskeln für sich noch nicht wieder wie vor der Erkrankung funktionieren. Salopp ausgedrückt: «Der Geist ist willig, aber das Fleisch ist schwach.» Diese Diskrepanz ist häufig frustrierend, und die Betroffenen müssen mit viel Empathie unterstützt werden, damit sie gute Fortschritte erzielen.

Viele sind sehr ungeduldig. Es dauert ihnen alles zu lang, mitunter überschätzen sie auch ihre bereits wiedererlangten Kräfte und sind dann sehr deprimiert, wenn das, was sie sich vorgenommen haben, nicht in der Weise umzusetzen ist, wie sie es erhofft haben. Der Umgang mit dieser Situation erfordert Fingerspitzengefühl seitens der Behandelnden. Selbstverständlich kann man verstehen, wie groß der Wunsch ist, nach dem Überleben einer Krankheit, die ebenso gut auch hätte zum Tod führen können, sofort das alte Leben zurückzugewinnen. Am besten einfach aus dem Bett steigen und losmarschieren! Auf der anderen Seite aber muss man realistisch betrachten, welchen massiven Belastungen der Körper ausgesetzt war. Ein solcher Überlebenskampf braucht viele Ressourcen auf, wenn er überhaupt glücklich gewonnen wird und nicht der Tod das

Rennen macht. Daher ist es ganz wichtig, den Patienten diese Sichtweise auf das Krankheitsgeschehen zu spiegeln, damit sie milde mit sich selber umgehen, kleine Schritte machen und sich schon darüber freuen können. Diese Vorgehensweise führt letztendlich und dann auch nachhaltig zum Ziel. Es macht keinen Sinn, einen Körper, der all seine Kräfte im Kampf für das Überleben aufgebraucht hat, sofort wieder unter Druck zu setzen und so in eine Überlastungssituation zu führen. Vielmehr ist es an der Zeit, wieder neue Kräfte zu schöpfen und aufzubauen; das ist aber ein langsamer, vielleicht auch langwieriger Prozess.

Das Wiedererlernen beginnt bereits im künstlichen Koma! In diesem Stadium hat die Beatmungsmaschine die eigenständige menschliche Atmung komplett übernommen. Nun kann man nicht einfach die Maschine ausstellen und erwarten, dass das Atmen wieder wie zuvor funktioniert. Nein, der Patient muss zunächst in kleinen Schritten und unter dem Schutz des Beatmungsgerätes wieder anfangen, selbst zu atmen. Zu Beginn dieser Phase, die im medizinischen Jargon «Weaning» genannt wird – was so viel wie Entwöhnung vom Beatmungsgerät heißt –, ist das selbständige Atmen für den Patienten mitunter so anstrengend, dass er es nur für Minuten leisten kann. Danach übernimmt dann wieder die Maschine, und zwar entweder vollständig oder auch, indem sie die Spontanatmung – also die eigenständige Atmung des Patienten – unterstützt. Dies ist sozusagen ein Atemtraining – der Patient atmet wieder selbst, aber die Maschine macht es ihm etwas leichter. Wie lange diese Entwöhnung von der Beatmungsmaschine dauert, ist von Fall zu Fall sehr verschieden. Mitunter kann es auch passieren, dass ein bereits selbständig atmender Patient einen Rückfall erleidet und wieder die Maschine benötigt. Um dies zu vermeiden, muss vorher gut und intensiv trainiert werden, damit der Patient die anstrengende Atemarbeit auch wirklich komplett selbständig leisten kann – und dies 24 Stunden am Tag, sieben Tage die Woche und 365 Tage im Jahr. Manche Patienten brauchen lange Trainingszeiten, bis wieder eine sichere Spontanatmung erreicht wird. Für diese Patienten gibt es spezialisierte Rehabilitationskliniken, die die Ausstattung einer Intensivstation haben, aber auf das Training und die Wiederherstellung der Selbständigkeit fokussiert sind.

Ist dieser erste wichtige Schritt – allein atmen – geschafft, geht es mit dem Lernen weiter. Selbst die kleinsten Bewegungen und Handlungen müssen trainiert werden; dies reicht vom Schluck- und Sprechtraining bis zum Training der Bewegungsmuskulatur. Allein aufrecht zu sitzen, geschweige denn einige Schritte zu gehen, erscheint anfangs wie eine wahre Mammutaufgabe. Auch Koordinationsprobleme spielen eine wichtige Rolle: mit dem Löffel wirklich den Mund zu treffen oder die eigenen Beine in sinnvoller Weise zu koordinieren, so dass daraus eine Fortbewegung resultiert – das alles ist nicht mehr selbstverständlich. Auch für diese Art der Rehabilitation gibt es besondere Kliniken, die auch im pflegerischen Bereich so aufgestellt sind, dass die für diese Patienten noch notwendige Betreuung realisiert werden kann. Hat der Patient wieder gelernt, selber zu atmen, geht es als Nächstes darum, auch wieder selbständig zu essen, zu trinken, zu sprechen, schreiben, sitzen und gehen – dazu gehört nicht zuletzt auch wieder der Gang zur Toilette. Kurzum, es geht darum, alle Tätigkeiten der Körperpflege wieder autonom durchführen zu können – sozusagen unsere Basisaktivitäten wieder beherrschen zu lernen.

Ist das geschafft, haben die Patienten schon sehr viele Fortschritte erzielt, sind aber immer noch von ihrem früheren Leben – von Hobbys, Treffen mit Familie und Freunden, sportlichen Betätigungen oder der Wiederaufnahme ihrer Arbeit – meilenweit entfernt. Wenn also der zuvor beschriebene Status der Selbständigkeit wieder erreicht ist, folgen die nächsten Lerneinheiten. Diese werden zum Beispiel in einer solchen Rehabilitationsklinik vermittelt, in der auch ich tätig bin. Es ist entscheidend, dass die zuvor gelernten Schritte von den Patienten wirklich sicher beherrscht werden, denn im Folgenden wird darauf aufgebaut. Ziel der weiteren Therapien ist es, eine Wiedereingliederung in den privaten und beruflichen Alltag zu realisieren. Dazu bedarf es verschiedenster, individuell angepasster Trainings- und Therapieeinheiten auf unterschiedlichsten Leistungsstufen von leicht bis anspruchsvoll. Alles, was in dieser Phase geschieht, ist darauf ausgelegt, dass der Patient so gut wie möglich jenen körperlichen, geistigen und psychischen Zustand wieder erreicht, in dem er sich vor seiner Erkrankung befunden hat. Auch dieser Wegabschnitt ist für die Betroffenen sehr anstrengend. Es sollte bei diesem Prozess stets darauf geachtet werden, die einzelnen Schritte zurück zum «alten Leben» mit der notwendigen Geduld, aber auch mit der erforderlichen Zielstrebigkeit zu vollziehen. Vor allem muss die korrekte Reihenfolge eingehalten werden. Die Natur macht keine Sprünge! Also: erst selbständig atmen, dann selbständig leben und erst dann auf das Wiedererlangen seines «einstigen Selbst», seines autonomen Lebens mit all seinen vielfältigen Facetten hinarbeiten!

Der Schlüssel zum Schloss – Wieder richtig atmen lernen!

Atmen ist lebenswichtig, ohne unsere Atmung gelangt kein Sauerstoff in die Zellen, und das als Abbauprodukt entstehende Kohlendioxid kann nicht abgegeben werden. «Ohne Luft geht's in die Gruft», ist ein beliebtes Sprichwort unter Notfallmedizinern, zu denen unter anderem auch ich gehöre. Aber obwohl das Atmen eine so zentrale Rolle in unserem Dasein hat, denken wir meist nicht groß darüber nach. Es passiert nebenbei, unterbewusst. Das ist gut so und ein Schutzmechanismus des Körpers, denn so funktioniert das Atmen bei gesunden Menschen im Schlaf, ohne dass wir uns aktiv darauf konzentrieren müssten. Ein Reflex.

Wir unterscheiden zwei verschiedene Arten der Atmung: äußere Atmung und innere Atmung. Bei der äußeren Atmung strömt die Atemluft bei der Einatmung (Inspiration) über die oberen Atemwege (Nase, Mund, Rachen, Stimmbänder) und die unteren Atemwege (Luftröhre, Bronchien) bis in die Lungenbläschen (Alveolen). Dort wird Sauerstoff ins Blut abgegeben und Kohlendioxid aus dem Blut in die Ausatemluft übernommen. Es folgt die Verteilung des Sauerstoffs durch das Blut im gesamten Körper, wo er an die Zellen abgegeben wird. Dann steht der Sauerstoff in der Zelle für alle weiteren Funktionen zur Verfügung. Dies nennt man die «innere Atmung» oder auch «Zellatmung». Wird der Sauerstoff von der Zelle verbraucht, entsteht als Abbauprodukt Kohlendioxid, das wiederum über den Blutkreislauf bis in die Lungen transportiert werden muss, damit dort die Abgabe an die Ausatemluft erfolgen kann. Bei der Ausatmung – auch Exspiration – nimmt der mit Kohlendioxid angereicherte Atem den Rückweg über die Bronchien, die Luftröhre bis hin zur Mund- und Nasenöffnung.

Bei der Inspiration dehnt sich die Lunge aus, bei Exspiration zieht sie sich zusammen. Wichtig dabei ist, dass die Lunge an sich über eine gewisse Elastizität und Dehnbarkeit verfügt, selbst aber nicht aktiv in der Lage ist, ihre Form zu verändern. Dafür sind die Atem- und die Atemhilfsmuskulatur zuständig. Allerdings kann sich im Rahmen einer Lungenerkrankung wie auch bei COVID-19 und nach dem Aufenthalt auf einer Intensivstation die Atmung verändern: Atem- und Atemhilfsmuskulatur sind dann sehr geschwächt und müssen erst wieder trainiert werden. Daher sind auch die Inspiration und das Dehnen der Lunge noch eingeschränkt. Wenn die Muskulatur nach schwerer Erkrankung kraftlos ist, kann sie den Brustkorb und damit auch die beiden Lungenflügel noch nicht so weit aufspannen wie zuvor. Das bedeutet weniger Volumen in der Einatmung und dementsprechend auch einen eingeschränkten Gasaustausch. Wenn wir es schaffen, die Atemmuskulatur gut zu kräftigen, aber auch Blockaden und Fehlhaltungen in diesem Bereich zu lösen sowie eine physiologische Atemmechanik wieder zu erlernen, steigt auch wieder die Dehnbarkeit des Brustkorbs und in Verbindung damit das Lungenvolumen. Dies bedeutet einen besseren Gasaustausch und für den Patienten letztendlich eine bessere Belastbarkeit und weniger Einschränkungen in der Atmung. Viele der Betroffenen klagen über Schmerzen und Brennen am Ansatz der Zwischenrippenmuskulatur am Brustbein oder haben nur eine sehr flache Schonatmung allein im oberen Brustbereich, die gar nicht mehr bis in den Bauch geht. Auch Blockaden im Bereich der oberen Rippen oder der Hals- und Brustwirbelsäule schränken die Atmung ein. Hustenreiz und Räuspern im Rahmen von Post-COVID-Symptomen lassen sich gleichfalls häufig auf Einschränkungen im Bereich der Atemmuskulatur zurückführen – anders gewendet heißt das, diese Beschwerden verbessern sich unter der Atemtherapie.

Unter der *Atemmuskulatur* versteht man klassischerweise jene Muskeln, die in der Lage sind, durch Anspannung oder Entspannung das Volumen des Brustkorbs und damit auch der Lunge zu verändern. Dazu zählen die Muskeln zwischen den Rippen und das Zwerchfell. Das Training dieser Strukturen ist speziell und muss erlernt werden. Der Begriff *Atemhilfsmuskulatur* bezeichnet die Muskeln, die bei verstärkter Atemarbeit unterstützend wirken, also bei körperlicher Belastung oder aber auch im Rahmen einer Krankheit, wenn der Atemapparat stärker belastet wird. Dabei spielen für die Unterstützung der Einatmung die Hals- und Brustmuskulatur eine entscheidende Rolle und für die Ausatmung die Bauch- und Rückenmuskulatur. Der *Musculus latissimus dorsi* – der große Rückenmuskel – wirkt von hinten auf den Schultergürtel ein und ist unser wichtigster Hustenmuskel. Bei lang anhaltendem Husten kommt es nicht selten zu einem Muskelkater in diesem Bereich; dann sind Entspannungs- und Dehnübungen angezeigt. Gleiches kann aber bei Überanstrengung auch anderer Muskelgruppen passieren. Deswegen arbeiten wir therapeutisch mit einer Mischung aus Dehnung, Entspannung und Kräftigung der Atemmuskulatur. Wenn man so will, kann jeder Muskel, der am Brustkorb ansetzt, ein Atemhilfsmuskel sein. Wir haben es also mit einer ganzen Menge zu tun, und all diese Muskeln können in unterschiedlichster Art geschwächt oder überlastet sein.

Wie reagiert der Mensch in so einem Fall? Er wird versuchen, seine schmerzende Muskulatur zu schonen. Das heißt, der Betroffene verfällt, ohne es zu merken, in eine sehr flache und nur wenig kräftezehrende Schonatmung, die nur noch im oberen Brustbereich stattfindet. Bei kleinster Belastung wird dann bei fehlenden muskulären Reserven nicht tiefer und effizienter geatmet, sondern nur schneller. Dies führt letztendlich zu einer Hyperventilation. Diese «Hechelatmung» ist ineffektiv, eine Leistungs- oder gar Kraftsteigerung ist mit dieser Technik nicht zu erreichen. Ziel der verschiedenen Therapien im Bereich Atmung ist es, alle Muskeln, die für die Atmung wichtig sind, zu entspannen und zu kräftigen, um dann wieder die richtige Atemmechanik zu erlernen. Die schafft man aber nur, wenn es belastbare Muskeln gibt. Daher stellen diese Therapien, die auf den ersten Blick nicht sehr anstrengend erscheinen, dennoch für die Betroffenen häufig eine Herausforderung dar.

Wenn Patienten sehr schwere Verläufe hatten, die mit dem Aufenthalt auf einer Intensivstation und mit künstlicher Beatmung einhergingen, mussten sie, um zu überleben, im Rahmen der intensivmedizinischen Behandlung abwechselnd von der Rücken- in die Bauchlage gebracht werden. So wird verhindert, dass bestimmte Teile der Lungen verkleben, und dient dazu, dass alle Bereiche die Möglichkeit bekommen, gut belüftet zu werden. Dieses Prozedere ist unumgänglich, allerdings führt die Bauchlagerung oft zu ausgeprägten Blockaden im Bereich Schultergürtel und Wirbelsäule; diese Blockaden erschweren das Wiedererlernen der richtigen Atmung. An diese Problematik müssen wir bei Post-COVID-Patienten denken und entsprechende therapeutische Maßnahmen einsetzen.

Praktische Übungen – Atemtherapie

Was heißt nun «richtiges Atmen»? Grundsätzlich unterscheiden wir zwischen Brust- und Schulteratmung sowie Bauch- und Zwerchfellatmung. Bei der Brust- und Schulteratmung handelt es sich um die bereits oben als Schonatmung beschriebene Technik. Die Atmung ist kurz und flach, es wird nicht das gesamte zur Verfügung stehende Volumen genutzt, sondern lediglich der obere Teil der Lunge mit Sauerstoff versorgt. Wenn Bauch und Zwerchfell wieder mit in die Atmung einbezogen werden, sprechen wir auch von «Vollatmung». Sie entspricht der richtigen Atmung, da dann das komplette Lungenvolumen nutzbar ist. Beim Einatmen schiebt sich das Zwerchfell nach unten in den Bauchraum, infolgedessen wölbt sich die Bauchwand nach außen. Bei der Ausatmung wandert das Zwerchfell wieder Richtung Brustkorb, die Bauchdecke fällt nach innen.

Selbst zu erspüren, wie weit die eigene Atmung geht, beziehungsweise ob das Zwerchfell und der Bauch bereits mit einbezogen sind, ist eine wichtige Aufgabe und muss immer wieder geübt werden. Die Technik der *Kontaktatmung* macht dies möglich. Es handelt sich dabei um eine Übung, die Ruhe und Entspannung erfordert. Auf dem Rücken liegend oder – wenn dies noch nicht möglich ist – auch im Sitzen und auf jeden Fall in einer ruhigen und entspannten Atmosphäre werden beide Hände zunächst flach an beide Seiten des oberen Brustkorbs gelegt. Die Bewegung des eigenen Atmens sollte links und rechts gleichermaßen und deutlich gefühlt werden. Dann werden die Hände beidseits flach auf den unteren Rippenrand gelegt. Jetzt sollte auch dort die eigene Atmung gespürt werden. Falls dies noch nicht so gut klappt, ist es hilfreich, sich genau darauf zu konzentrieren und in den Bereich der aufliegenden Hände zu atmen. Gleiches gilt, wenn die Hände im nächsten Schritt seitlich auf den oberen Bauch gelegt werden. Durch die aufliegenden Hände haben wir einen Zielpunkt, auf den wir die Tiefe unserer Atmung lenken können. Ohne diese «Markierung» fällt es schwer, wirklich wieder in die Vollatmung zu kommen. Auch das richtige Verhältnis von Ein- und Ausatmen will gelernt sein. Am effektivsten ist die Einatmung durch die Nase, kurze Pause und dann deutlich längere Ausatmung durch die leicht geöffneten Lippen, damit wirklich alle eingeatmete Luft auch wieder entweichen kann und nicht Reste in der Lunge verbleiben, die dann zu einer Überblähung führen würden.

Eine einfache Übung heißt «4711»: einatmen über die Nase auf 1, 2, 3, 4 – kurze Pause –, dann langsam (!) ausatmen über den leicht geöffneten Mund auf 5, 6, 7, 8, 9, 10, 11. Also vier Sekunden einatmen, Pause, sieben Sekunden ausatmen, und das elfmal hintereinander. Dies ist auch eine prima Entspannungsübung, falls Stress oder Ängste uns drohen, die Luft zu nehmen. Sie kann wirklich überall und in jeder Situation durchgeführt werden, ohne dass ein anderer davon etwas merkt.

Ein weiteres probates «Werkzeug» in der Atemtherapie, und zwar gerade bei Luftnot, in anstrengenden Alltagssituationen zum Beispiel beim Treppensteigen, bei Neigung zu Hyperventilation und beginnender Panik ist die *Lippenbremse* (Abb. 3, S. 68). Bei dieser nach Belieben anwendbaren Technik liegen die Lippen locker aufeinander, und die Ausatmung erfolgt gegen den Widerstand der Lippen. Zunächst erscheint dies etwas widersinnig, aber durch die Lippenbremse wird die Atemmuskulatur gestärkt: Durch den Widerstand der Lippen ergibt sich ein Luftrückstau, der dann zu einer Ventilation von zuvor möglicherweise nicht belüfteten Lungenabschnitten führt; durch den erhöhten Druck wird ein Kollaps der kleinen Bronchien verhindert, so dass bei langsamer Ausatmung die Luft gut entweichen kann und keine Überblähungen entstehen. So kann beim nächsten Einatmen wieder die ganze Lungenkapazität für «frische Luft» genutzt werden. Außerdem wird noch vorhandener Schleim unter Zuhilfenahme dieser Technik besser aus den Verästelungen des Bronchialbaums abtransportiert.

Es gibt auch einige spezifische Körperhaltungen, die das Atmen erleichtern – entweder, weil dann die aktive Atemhilfsmuskulatur die besten Bedingungen vorfindet, um ihre ganze Kraft auszuschöpfen, oder weil in dieser Haltung die Atemarbeit weniger anstrengend ist: Auch aus der Notfallmedizin ganz bekannt ist der *Kutschersitz* (Abb. 4, S. 69). Dabei sitzt man auf einer Stuhl- oder Bettkante, die Beine rechtwinklig und hüftbreit aufgestellt; der Oberkörper wird nach vorne gebeugt, und die Ellenbogen werden auf den Knien abgelegt. Kutschersitz zusammen mit richtigem Atmungsablauf (durch die Nase ein, kurzer Stopp, deutlich länger durch den Mund aus); dies und die bereits erwähnte Lippenbremse bilden das Notfall-Kit für jede Luftnot-und-Panik-Situation. Allerdings muss man diese Techniken häufig in ruhigen Momenten üben, damit sie im Notfall auch wirklich abrufbar und einsetzbar sind. Viele Patienten wissen theoretisch, wie die Abläufe funktionieren – hört sich ja auch ganz einfach an –, aber wenn die Luft tatsächlich knapp wird, klappt die Umsetzung nur, wenn vorher gut trainiert wurde.

Diese Atemtechniken helfen nicht nur Post-COVID-Patienten, sondern können als erstes mögliches Mittel auch bei anderen Ursachen der Luftnot – zum Beispiel beim Bronchialasthma oder der COPD – angewendet werden. Auch diese Patienten werden im Hinblick auf Atemtechniken geschult. Ich weiß allerdings auch aus eigener Erfahrung als Notärztin und

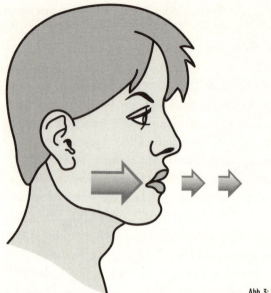

Abb. 3: Lippenbremse

als ehemalige Oberärztin einer Notaufnahme, wie schwierig die Umsetzung im Ernstfall dann tatsächlich ist; aber ich weiß auch, wie viel wir schon mit diesen Techniken erreichen können, wenn wir sie mit dem Patienten in so einer Situation gemeinsam durchführen. Selbstverständlich muss in einer Notfallsituation sehr streng abgewogen werden, wann die Atemtechnik allein nicht mehr ausreichend ist und andere Mittel und Methoden erforderlich werden.

Darüber hinaus ist es sehr hilfreich, Angehörige der Betroffenen zum Thema «richtiges Atmen» und atemerleichternde Körperhaltungen zu schulen. Diese können dann den Patienten in einer Notsituation mental unterstützen, anleiten, im besten Fall die Übungen mit ihm zusammen durchführen und ihm vielleicht schon dadurch etwas Linderung verschaffen. Weitere atemerleichternde Körperstellungen sind: Seitenlage mit leicht erhöhtem Oberkörper, Sitz mit nach hinten aufgestützten Armen, Hocke mit auf den Knien aufgestütztem Kopf, Stand mit

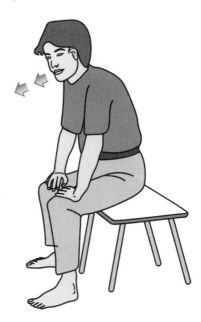

Abb. 4: Kutschersitz

leicht gegrätschten Beinen und auf die Oberschenkel aufgestützten Unterarmen (*Torwartstellung*). Diese Haltung kann zur effizienteren Atemmechanik zum Beispiel nach körperlicher Belastung eingesetzt werden.

Entspannungstechniken spielen in der Behandlung von Patienten mit Lungenerkrankungen nach Aufenthalt auf einer Intensivstation und dementsprechend auch bei Post-COVID-Patienten ebenfalls eine wichtige Rolle. Atmung und Psyche hängen eng zusammen. Wenn wir Luftnot empfinden, bekommen wir zu Recht Panik, und bei Panikattacken neigen wir zu Hyperventilation, was ebenfalls häufig als Luftnot von Patienten empfunden wird, auch wenn im medizinischen Sinne gar keine gegeben ist. Im Falle der Hyperventilation atmen wir zwar sehr ineffizient – schnell, viel und zu kurz –, dennoch steigt im Blut der Sauerstoffgehalt, während der Kohlendioxidgehalt sinkt. Diese Verschiebung führt zu schnellen Veränderungen im Gleichgewicht des Stoffwechsels; der Körper kann

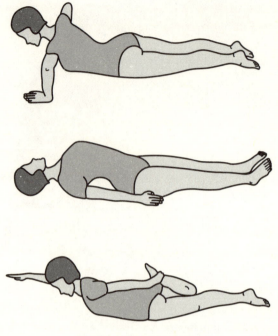

Abb. 5: Beispiele für Yoga-Atemübungen

dann durchaus mit einem Kribbelgefühl in Händen und Füßen sowie mit Schwindel reagieren. Tritt so etwas auf, kommt den richtigen Atemtechniken, aber auch Entspannungsverfahren eine therapeutische Bedeutung zu. Interessanterweise gelten Elemente der Atemtherapie selbst auch als Entspannungsverfahren; das bedeutet, auch Techniken aus dem Bereich Atemtherapie können bei Ängsten oder Panikattacken zielführend angewendet werden. Zu sehr beliebten und wirksamen Entspannungstechniken gehören unter anderem die Progressive Muskelentspannung nach Jacobsen, autogenes Training oder jegliche Form der Meditation, um hier nur einige als Beispiele aufzuführen. Eine engere Verknüpfung zwischen Atemübungen und Entspannungstherapie finden sich etwa beim Yoga (Abb. 5) und Qigong.

Letztendlich ist es aber allen Patienten selbst überlassen, für welche Art der Entspannungstechnik er oder sie sich entscheidet. Es ist individuell unterschiedlich, welche Techniken zum Erfolg führen oder eben auch nicht. Wenn man zum Beispiel mit Qigong nichts anfangen kann, aber im autogenen Training seine Erfüllung findet, ist das völlig in Ordnung. Es gibt keine bessere oder schlechtere Entspannungstechnik für Post-COVID-Patienten. Wichtig ist einzig und allein, dass erlernt wird, wie man sich selbst wirksam beruhigen und wieder zur richtigen Atmung zurückfinden kann. Daher möchte ich an dieser Stelle auch nicht explizit auf die einzelnen Entspannungsverfahren im Detail eingehen und verweise auf die zahlreich vorhandene Literatur zu diesem Themenbereich.

Auch die Verbesserung der allgemeinen Beweglichkeit spielt für die Atemtherapie eine Rolle. Ein Beispiel bietet etwa der *Vierfüßlerstand* (Abb. 6, S. 72). Man gehe auf allen vieren am Boden in Position, dabei sind die Knie direkt unter den Hüftgelenken und die Hände direkt unter den Schultern. Dann machen wir abwechselnd einen Katzenbuckel und ein Hohlkreuz. Das ist einfach – aber eine sehr gute Übung für Training und Förderung der Beweglichkeit von Hals- und Brustwirbelsäule. Denn, wie wir schon gehört haben, bei Blockaden und Einschränkungen der Beweglichkeit der Wirbelsäule ist auch die Atmung eingeschränkt.

Der zentrale und wichtigste Muskel für die Atemmechanik ist das Zwerchfell. Das Zwerchfell oder auch Diaphragma ist kuppelförmig gewölbt und trennt den Brust- vom Bauchraum ab. Willentlich steuern und anspannen können wir diesen Muskel nicht, daher ist es tatsächlich nicht ganz einfach, das Zwerchfell zu trainieren und zu kräftigen. Eine – wie ich finde – ziemlich lustige Übung ist die «Schnüffelatmung». Bei der Einatmung wird geschnüffelt. Dabei merkt man, dass sich das Zwerchfell bewegt. Wenn diese Schnüffelatmung häufiger angewandt wird, kann damit das Diaphragma gekräftigt wer-

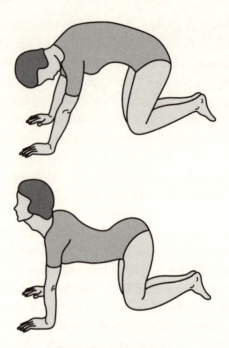

Abb. 6: Atemübung im Vierfüßlerstand

den. Macht man diese Übung mit mehreren, kommt es häufig zu Lachanfällen bei den Beteiligten; aber da auch Lachen die Atemmuskulatur stärkt, ist das ein durchaus willkommener synergistischer Effekt. Und wenn man bedenkt, dass manche Patienten in der vorangegangenen Zeit nun wirklich nicht viel zu lachen hatten, kommt der Schnüffelatmung in der Gruppe auch noch eine psychosozial stabilisierende Wirkung zu.

Dehnungsübungen für den Oberkörper, Schwingen der Arme und auch die Halbmond- oder C-Lagerung (Abb. 7, S. 73) tragen zu einer Verbesserung des Atemrhythmus bei. Die Halbmondlagerung wird nicht nur als Drehdehnlagerung zur Therapie bei Lungenerkrankungen eingesetzt, sondern sie dient bei bettlägerigen Patienten auch zur Prophylaxe, um Lungenentzündungen zu vermeiden. Diese Art der Lagerung ist nicht

Therapieoptionen während der Rehabilitation 73

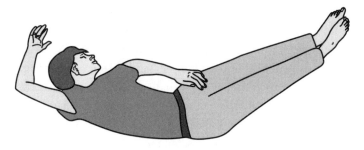

Abb. 7: Halbmondlagerung

unbedingt angenehm, aber sie führt zu einer besseren Belüftung der einzelnen Lungenabschnitte – eventuell noch vorhandenes Sekret löst sich gut, und die Atmung wird erleichtert. Wenn die Lungen in allen Bereichen gut belüftet sind, sind sie viel weniger anfällig für neue Entzündungen. In der Halbmondlage wird jeweils eine Körperseite gestreckt und die andere sichelförmig gelagert. Wenn man von oben auf den liegenden Patienten schaut, ist die Körperhaltung ähnlich dem Buchstaben «C» oder eben einem Halbmond – daher der Name. Durch diese spezielle Haltung werden Verspannungen und Gewebswiderstände im Brustkorb gelockert und abgebaut.

Wenn wir die Atemmuskulatur kräftigen möchten, müssen wir uns auch um die Muskulatur von Hals, Brust, Bauch und Rücken kümmern. Allein das Liegen und Atmen in Bauchlage sind schon Training für Post-COVID-Patienten, da in der Bauchlage vermehrt Muskeln beansprucht werden, die wichtige Unterstützer für die Inspiration (Einatmung) sind. Auch moderates Krafttraining mit Geräten setzen wir regelmäßig für die Brust- und Rückenmuskulatur ein. Zur Kräftigung der für die Exspiration (Ausatmung) hilfreichen Bauchmuskeln empfehlen sich lockere Trainingseinheiten wie Sit-ups oder Anspannen der Bauchmuskeln im Stand. Für konditionell schon weiter Fortgeschrittene kommen dann Gerätetraining und auch

Training der Bauch- und Rückenmuskulatur mit dem eigenen Körpergewicht in Betracht.

Ein weiterer Ansatzpunkt in der Therapie von Post-COVID-Patienten ist das Lösen von Sekret und Schleim in den Bronchien, wo es nach der schweren Lungenentzündung noch verblieben ist. Dazu bedienen wir uns vielfältiger Methoden. Unter anderem ist die Inhalation von Kochsalzlösung durch Mund und Nase hilfreich; dies kann man auch ganz einfach zu Hause machen. Wir benötigen tatsächlich nur sehr selten zusätzliche Medikamente für die Inhalation. Nur falls das Sekret sehr zäh ist und sich schwer mobilisieren lässt, setzen wir zur besseren Sekretolyse (Schleimlösung) medikamentöse Präparate der Inhalation zu. Es gibt auch spezielle Übungen, die eine schleimlösende Wirkung haben. So kann man beim Ausatmen «M» summen oder auf die Laute «P, T, K» Luft ausstoßen, so dass der Brustkorb in Schwingung gerät und sich dadurch das Sekret besser mobilisieren und abhusten lässt. Ein ähnlicher Effekt ergibt sich, wenn der Rücken über den betroffenen Abschnitten der Lunge fest mit den Fingern abgeklopft wird. Auch dafür lohnt es sich, Angehörige in die Schulung der verschiedenen Möglichkeiten der Atemtherapie bei Post-COVID mit einzubeziehen. Diese können dann Aufgaben übernehmen, die der Betroffene nicht allein durchführen kann; sie tragen damit zur Entlastung und Verbesserung des Gesundheitszustands des Patienten bei.

Sehr bewährt in der Therapie von Post-COVID-Patienten hat sich eine besondere Massagetechnik – die reflektorische Atemmassage. Diese Technik haben wir auch schon früher bei Patienten mit äußerst beanspruchter Atemmuskulatur – zum Beispiel bei der COPD – mit sehr gutem Erfolg eingesetzt. Die reflektorische Atemmassage hat nichts mit Wellness und «Kuranwendung» zu tun. Im Gegenteil: Viele Patienten empfinden diese Massage bei den ersten Sitzungen als sehr schmerzhaft. Dies ist verständlich, da die Atemmuskulatur nach der Akuterkrankung äußerst verspannt, blockiert und dementsprechend empfindlich ist. Die reflektorische Atemmassage setzt nun spezifisch genau an diesen Muskelgruppen an und ruft so die Schmerzempfindung hervor. Wir sehen aber auch, dass mit zunehmender Entspannung und Lockerung der Atemmuskulatur auch die reflektorische Atemmassage deutlich weniger unangenehm und damit besser toleriert wird. Es handelt sich um eine ganzheitliche Therapiemaßnahme, die sich aus drei Teilen – Wärmeanwendung, manuelle Techniken und Atemgymnastik – zusammensetzt. Zuerst kommen heiße Tücher zur Anwendung, so wird die Muskulatur entspannt und auf die manuelle Therapie vorbereitet. Gleichzeitig werden Durchblutung und Atmung angeregt. Im Anschluss folgen manuelle Techniken. Darunter versteht man spezielle Griffe, die von geschulten Physiotherapeuten durchgeführt werden und die Muskeln dehnen sowie das Bindegewebe lockern sollen. Ergänzt wird die Therapie um spezifische atemtherapeutische Übungen. Diese, durch die reflektorische Atemtherapie herbeigeführte Lockerung der Atemmuskulatur ist häufig der wichtigste vorbereitende Schritt, um dann die weiteren Trainingseinheiten anzuschließen. Ganz allgemein empfehle ich natürlich, auf ausreichende Bewegung an frischer Luft und eine gestreckte Körperhaltung zu achten. Das Aufpusten von Luftballons oder das Pusten durch einen Strohhalm stärkt ebenfalls die Atemmuskulatur. Wenn man singen oder ein Blasinstrument spielen kann, so haben auch diese Hobbys einen positiven Einfluss auf die Verbesserung der Atmung. Auch mal laut schreien und im eigentlichen wie im übertragenen Sinne «Luft ablassen» kann – und in diesem Fall nicht nur allein auf die Atemtechnik bezogen – mitunter sehr hilfreich, ja geradezu ein Segen sein.

Zurück ins alte Leben – wie fit werden für den Alltag?

Wenn wir die letzten Seiten noch einmal Revue passieren lassen, wird deutlich, dass es nicht nur extrem belastend und anspruchsvoll ist, einen akut schweren Verlauf einer SARS-CoV-2-Infektion überhaupt zu überleben, sondern dass auch in der weiteren Nachsorge noch Tücken lauern können. Der erste Schritt, nachdem man wieder die Fähigkeit erlangt hat, sich selbständig zu versorgen, ist die Wiederherstellung der richtigen Atmung. Dafür bedienen wir uns ganz verschiedener, vielfältiger Möglichkeiten.

Die Atmung ist, wie deutlich geworden sein sollte, ein durchaus komplexer Ablauf, auch wenn er bei einem Gesunden im Alltag meist keine große Beachtung findet. Wenn nun das Überleben gesichert ist, geht es im zweiten Schritt darum, wie man wieder in das «alte Leben» zurückfindet. Dabei ist es wichtig, dass wir noch einige weitere Aspekte ins Auge fassen und mit passenden Therapien unterstützen: Post-COVID-Patienten, also die Betroffenen mit schweren Akutverläufen, müssen unter Beibehaltung der richtigen Atemtechnik wieder allgemeine Kondition und Kraft aufbauen. Es sei nochmals betont, dass Post-COVID-Patienten häufig unter Leistungsminderungen und Belastungsinsuffizienz leiden. Diese sind aber nicht gleichzusetzen oder auch nur vergleichbar mit der Fatigue-Symptomatik, wie wir sie bei LongCovid-Patienten beobachten. Letztere müssen ganz anders behandelt werden als Post-COVID-Patienten mit Belastungsinsuffizienz. Die nun im Folgenden erläuterten Vorgehensweisen und Konzepte bei Post-COVID-Patienten gelten also absolut *nicht* für Long-Covid-Patienten; auf sie werden wir später in einem eigenen Kapitel zu sprechen kommen. Denn während Post-COVID-Patienten durchaus von stetig zu steigerndem körperlichem Training profitieren, würde dieser Therapieansatz bei Long-

Covid-Fatigue eher zu einer Überlastung und Verschlechterung führen.

Bei Post-COVID-Patienten kommen verschiedene Trainingsformen aus den Bereichen Ausdauer- und Krafttraining zur Anwendung. Welche im Speziellen, ist gar nicht so wichtig – wichtig ist aber, dass ein Schritt nach dem anderen gemacht wird. Will sagen, wenn ich vor der COVID-19-Infektion erfolgreich Marathon gelaufen bin, kann ich dennoch nicht gleich mit Lauftraining beginnen, sondern muss weniger anstrengende Trainingsformen vorher absolvieren – zum Beispiel Gehtraining und dann Nordic Walking. Kommt der Patient damit gut zurecht und spielt seine Atmung mit, so kann die Intensität des Trainings gesteigert werden.

Häufig aber haben Patienten nach einem Aufenthalt auf einer Intensivstation unter anderem Probleme beim Gehen – sie schwanken, klagen über Schwindel, haben Missempfindungen in den Füßen. Dann gilt es, mit speziellen physiotherapeutischen Übungen die Körperhaltung zu unterstützen (Haltungsübungen). Auch Koordinationsprobleme können auftreten und sollten ergotherapeutisch oder zusätzlich physiotherapeutisch behandelt werden (Koordinationstraining). Eine ganz entscheidende Rolle auf dem Weg zur wirklichen Genesung spielt die psychologische Unterstützung. Zu Beginn der Post-COVID-Phase steht die Behebung körperlicher Einschränkungen unserer Patienten im Vordergrund unserer Bemühungen, die ihnen das Leben sehr beschwerlich machen, manchmal bis an die Grenzen des Erträglichen. Kommt es unter der Therapie erfreulicherweise zu einer Verbesserung der somatischen (körperlichen) Funktionseinschränkungen, dann treten die in der Tiefe des eigenen Selbst lauernden psychischen Belastungen vermehrt in den Vordergrund und bedürfen psychologischer Begleitung.

Viele Patienten, gerade aus der ersten Pandemie-Welle, haben Schreckliches erlebt. Sie hatten sich mit einem neuen

Virus infiziert, wurden deswegen möglicherweise schon vor der Krankenhausaufnahme stigmatisiert, litten dann an schwersten Verlaufsformen, und niemand konnte Genaueres zu Therapiemöglichkeiten und Überlebenschancen sagen. Viele Patienten aus dieser Pandemiephase berichteten mir im Nachhinein, dass sie in dem Moment, als sie auf die Intensivstation verlegt wurden, mit dem Leben abgeschlossen hatten. Sie waren der Überzeugung, das Krankenhaus nicht mehr lebend zu verlassen. Natürlich könnte man im Nachgang sagen: «Hat doch geklappt» – «Du hast überlebt». Aber die Todesangst, die die Patienten in der Akutphase durchlebt haben, kommt mit einem Mal wieder ans Tageslicht und kann eine starke Belastung für sie darstellen – bis hin zum Auftreten von Depressionen, Angststörungen oder Panikattacken. Auch unter diesem Gesichtspunkt liegt es nahe, wie wichtig der Besuch von geliebten Angehörigen für die gute Genesung von Patienten ist – das gilt, wie bereits erwähnt, sogar schon für die Situation im künstlichen Koma. Wenn man sich vor Augen hält, was für eine seelische Belastung diese Menschen während der mitunter monatelangen Isolation durchlitten haben, wird einem rasch klar, wie sehr sie des Zuspruchs bedürfen. Manche erzählen von Nahtoderfahrungen bei lebensbedrohlichen Verläufen, klagen über immer noch wiederkehrende Albträume, die äußerst realitätsnah und beängstigend seien. Viele Patienten haben bruchstückhafte Erinnerungen, meistens aus den Aufwachphasen aus dem künstlichen Koma. Einige beschreiben Halluzinationen, die ebenfalls psychisch belastend sind und sie zum Teil noch lange Zeit später verfolgen; dabei fällt es ihnen immer noch schwer, Halluzination und Wirklichkeit zu unterscheiden.

Selbstverständlich haben auch andere Intensivpatienten bereits vor der Pandemie ähnliche Symptome gezeigt. Aber die Aspekte: eine neue Krankheit, unklare Therapie und unklarer Ausgang der eigenen Erkrankung, Isolation und Einsamkeit bilden nun einmal Faktoren, die für COVID-19-Patienten erschwerend hinzukommen. Erfreulicherweise machen wir aber auch die Erfahrung, dass wir gerade Post-COVID-Patienten, die ihren akut lebensbedrohlichen Verlauf überlebt haben, sehr gut im Rahmen der Rehabilitation behandeln können. In wissenschaftlichen Studien an der von mir geleiteten MEDIAN Klinik in Heiligendamm konnten wir herausarbeiten, dass sich der Gasaustausch in der Zeit von Beginn bis Ende der Rehabilitationsbehandlung statistisch signifikant um 20 Prozent steigern ließ. Wir sprechen dabei von einem Zeitraum, der drei bis maximal fünf Wochen umfasst. Ebenfalls konnten wir eine deutliche Verbesserung der Gehstrecke, die ein Patient zurücklegen kann – im Mittel etwa um die 100 Meter –, verzeichnen. Eine Untersuchungsmethode, dies herauszufinden, ist der sogenannte 6-Minuten-Gehtest. Dabei geht der Patient in selbstgewähltem Tempo sechs Minuten auf ebener Strecke mit dem Ziel, im Rahmen der eigenen Leistungsfähigkeit möglichst weit zu kommen. Gesunde schaffen etwa 600 bis 800 Meter, gut Trainierte manchmal auch bis zu 1000 Meter.

Wir haben uns auch Resultate aus den Bereichen Angst, Depression und Posttraumatische Belastungsstörung angeschaut. Alle drei verbesserten sich signifikant unter der rehabilitativen Behandlung. Man kann leicht nachvollziehen, dass ein Patient, dessen Leistung zuvor deutlich gemindert war und der sich kraftlos fühlte, eine tiefgreifende Veränderung durchmacht, wenn er im Rahmen der Behandlungen merkt, wie er wieder zu mehr Autonomie gelangt: Er kann dann auch mit einer Verbesserung seiner psychosomatischen Einschränkungen reagieren; für ihn steht letztendlich wieder die Hoffnung und nicht länger die Angst im Vordergrund.

So ist es das Ziel unserer Arbeit in der medizinischen Rehabilitation, den Betroffenen so gut zu stabilisieren, dass er wieder in sein privates und berufliches vorheriges Leben eingegliedert werden kann. Wie wir in diesem Kapitel gelernt haben, ist die Behandlung von Post-COVID-Patienten vergleichbar mit jener, die wir allgemein den Betroffenen eines Post-Intensive-Care-Syndroms angedeihen lassen. Wir haben also schon allerhand Erfahrung durch die Behandlung von Letzteren sammeln können; diese Erfahrungen helfen uns heute auch im Umgang mit Post-COVID, selbst wenn sich die eine oder andere Besonderheit herausarbeiten lässt.

Im Großen und Ganzen gelingt dann auch bei den Post-COVID-Patienten die Wiedereingliederung gut. Allerdings kann natürlich noch niemand überblicken, ob sich aus Post-COVID nicht doch noch LongCovid entwickelt. Bislang ist mir lediglich eine Handvoll Patienten mit diesem Verlauf aus meinem klinischen Alltag bekannt. So bin ich froh, dass ich am Ende dieses Abschnitts, dem ich zur Veranschaulichung nun noch einige Fallbeispiele aus dem realen Klinikleben folgen lasse, Hoffnung machen darf: Auch wenn der Akutverlauf einer COVID-19-Infektion schwer, ja sogar lebensbedrohlich war, so verfügen wir doch mit den verschiedensten Möglichkeiten im Rahmen der Rehabilitation über die allerbesten Voraussetzungen, Betroffenen zu helfen, wieder in ihr «altes Leben» zurückzufinden. Und dies gilt unabhängig vom Alter! Was wir dazu in allererster Linie von den Patienten an Zuarbeit benötigen, ist Geduld und Zuversicht! Sie müssen sich auf eine schrittweise Therapie einlassen, sollen also nicht den fünften Schritt vor dem vierten machen, sondern kontinuierlich und konsequent an der eigenen Kondition arbeiten und dabei auf Überforderung durch sich selbst verzichten. Dort liegen häufig die größten Fallstricke für die Besserung der eigenen Situation. Auch wenn diese Reaktionen absolut verständlich und menschlich sind, ist es im Interesse des gemeinsamen Ziels – einer guten und umfassenden Genesung – unverzichtbar, über eventuelle Gefahren, Risiken und Nebenwirkungen, die damit einhergehen, ebenfalls aufzuklären.

Pionierarbeit – Lernen von Patienten

Den ersten Patienten nach einer Coronainfektion haben wir am 14. April 2020 in unserer Rehabilitationsklinik aufgenommen. Dieses Datum hat sich in mein Gedächtnis eingebrannt. Es war der Dienstag nach Ostern, und die erste Pandemiewelle wütete weltweit und nicht zuletzt auch in Deutschland. Die Akutkrankenhäuser waren überfüllt. Man wusste nicht, ob die Bettenkapazitäten für alle reichen würden. Unwissenheit im Umgang mit der neuen Krankheit war noch die Regel, und es traten Situationen auf, in die sich schon mal eine Spur Panik mischte. Insgesamt keine sehr günstige Kombination.

Einige Rehakliniken wurden damals als sogenannte Überlauf-Krankenhäuser ausgewählt, um im Falle eines Falles die Akutkrankenhäuser entlasten zu können. Meine Klinik gehörte – im Nachgang betrachtet, glücklicherweise – nicht dazu. Wir hatten damit zu kämpfen, dass wir unsere Patienten überhaupt weiter behandeln durften und sie nicht nach Hause schicken mussten! Denn im ersten Lockdown wurden Rehakliniken von Teilen der Politik ähnlich betrachtet wie die Tourismusbranche. Das war eine völlig absurde Situation, wenn man sich klarmacht, dass diese Kliniken Teile einer tragenden Säule unseres Gesundheitssystems sind und von größter Wichtigkeit für die Behandlung von Patienten, die auch noch ganz andere Leiden haben – man denke nur an Krebs, Herzinfarkte oder orthopädische Erkrankungen, um einige wenige Beispiele zu nennen. Wenn man diesen bizarren politischen Vorüberlegungen gefolgt wäre, dann wären dringend behandlungswürdige Patientinnen und Patienten nach Hause und die Mitarbeiterinnen und Mitarbeiter der Rehakliniken in Kurzarbeit geschickt worden. So war es zunächst entscheidend, dies abzuwenden und die weitere Behandlung der Betroffenen sicherzustellen.

Meine persönliche Situation wurde durch die Tatsache nicht

gerade erleichtert, dass ich zwar ab dem 1. Mai 2020 die chefärztliche Leitung der Klinik übernehmen sollte, aber im April 2020 noch als leitende Oberärztin tätig war. Seit dieser Zeit habe ich eine sehr klare Vorstellung davon, was das Sprichwort bedeutet, «ins kalte Wasser zu springen». Aber da ich als leidenschaftliche Schwimmerin selbst der kalten Ostsee schöne Seiten abgewinnen kann, habe ich mich der Situation gestellt. Es bedurfte einer gewissen Durchsetzungskraft, damit der Klinikbetrieb auch mit neuen Behandlungsansätzen fortgeführt werden konnte.

Seit Jahrzehnten werden in der Klinik, deren Leitung mir damals anvertraut wurde, Patienten mit Atemwegserkrankungen behandelt. Da bei einer Akutinfektion mit COVID-19, durch die auch verschiedene andere Organe betroffen sein können, jedoch in den meisten Fällen primär die Lungenfunktion beeinträchtigt wird, lag es für mich auf der Hand, die zu diesem Zeitpunkt stark belasteten Akutkliniken zu unterstützen und COVID-19-Patienten zur weiteren Stabilisierung zu übernehmen. Dabei musste nur sichergestellt sein, dass die Patienten nicht mehr infektiös waren, keine Auflagen vom Gesundheitsamt vorlagen und sie sich selbständig versorgen konnten. Patienten, die noch eine Sauerstoffgabe benötigten, erhielten diese selbstverständlich auch weiterhin. Erfreulicherweise haben wir aber später alle aus der Reha entlassen können, ohne dass sie dann noch zusätzliche Sauerstoffgaben benötigten.

Wir haben damals selbstverständlich parallel ein Hygienekonzept ausgearbeitet: Wir verkleinerten Therapiegruppen, verlegten möglichst viele Anwendungen ins Freie, organisierten für die Patienten genaue Essenszeiten mit festen Sitzplätzen, hielten regelmäßig Hygieneschulungen ab und regelten alles im engen Kontakt mit dem zuständigen Gesundheitsamt. All diese Maßnahmen mussten während der letzten Monate immer wieder an neue Gegebenheiten – je nach der Pandemieentwicklung – angepasst werden; in einer solchen Seuche ist keine Vorschrift in Stein gemeißelt. Mich hat die Pandemie gelehrt, dass wir unsere Prozesse und Konzepte immer wieder hinterfragen und bei Bedarf flexibel ändern müssen. Verkrustete Regeln taugen selten im Leben, und in diesem Falle überhaupt nicht; das Virus passt sich ja auch ständig an neue Situationen an und bildet Mutationen. Wenn wir uns von der Pandemie nicht an die Wand spielen lassen wollen, müssen wir – im wohlverstandenen Sinne – genauso flexibel mutieren. Wenn man wissen will, wie die Dinge liegen, muss man nur versuchen, sie zu ändern. Dementsprechend habe ich die Sätze «Das machen wir aber doch schon immer so» oder «Das geht nicht» in der ersten Zeit der Pandemie – da wir vieles umgestaltet haben – so häufig gehört, dass mir die Ohren wehtaten. Meine Antwort war stets die gleiche: «Geht nicht, gibt's nicht.» Wir hatten Lösungen zu finden und keine Jubiläen mit Vorschriften zu feiern.

Mittlerweile hat sich das Team unserer Klinik auch mal an täglich wechselnde Strukturen gewöhnt. Flexibilität wird gelebt und macht keine Angst mehr. Das ist sehr wichtig, weil dadurch eine gute Handlungsfähigkeit und schnelle Reaktionsmöglichkeit auf neue äußere Anforderungen und Krisen erhalten bleiben. Da wir eine der ersten Rehakliniken – vielleicht auch die erste – in Deutschland waren, die Patienten nach einer SARS-CoV-2-Infektion aufgenommen haben, war und ist der Andrang aus ganz Deutschland hoch. Mitarbeiter und Patienten wurden im Vorfeld durch Kurzvorträge darüber informiert, dass nun auch Betroffene nach einer COVID-19-Infektion, die nicht mehr infektiös sind und von denen kein Ansteckungsrisiko ausgeht, in unserer Klinik behandelt würden.

Man kann sich kaum vorstellen, welche Vorurteile und auch absurden Vorschläge – vieles sicherlich aus Unwissen und Angst – ich in diesen Aufklärungsgesprächen bearbeiten, ausräumen und ablehnen musste. In Erinnerung geblieben ist mir eine Patientin, die während der Informationsveranstaltung aufsprang und unterstützt von anderen Mitpatienten lautstark forderte, dass diese «neuen» Post-COVID-Patienten in einer Weise kenntlich gemacht werden müssten, dass jeder im öffentlichen Leben der Klinik gleich erkennen könne, mit wem er es zu tun habe. Es kommt nicht so oft vor, aber in diesem Moment fehlten mir tatsächlich kurz die Worte. Ich war fassungslos über eine solche Zumutung, die auf Stigmatisierung und Diskriminierung von Menschen hinausgelaufen wäre. Ich erwiderte, dass es dann doch nur gerecht wäre, wenn wir jedem Patienten einen Aufkleber mit der jeweiligen Diagnose gut sichtbar anheften würden. Damit erledigte sich erfreulicherweise die weitere Diskussion, und es wurde und wird selbstverständlich niemand in irgendeiner Weise gekennzeichnet. Der Wunsch nach Kennzeichnung – so musste ich allerdings lernen – scheint jedoch für Menschen aus ganz unterschiedlichen Beweggründen wichtig zu sein: Als ein paar Wochen später erneut die Idee geäußert wurde, Post-COVID-Patienten im Klinikalltag kenntlich zu machen, war die Mutter des Gedankens nicht mehr die Angst, sondern die blanke Neugier. Es versteht sich von selbst, dass auch dieser menschenverachtende Humbug abgelehnt wurde. Mittlerweile sind 90 bis 95 Prozent unserer Bettenkapazitäten von Post- oder LongCovid-Betroffenen belegt, und ich warte schon darauf, wann die nächste Anfrage nach Kennzeichnung an mich herangetragen wird …

Aus den Schilderungen der akutmedizinischen Verläufe bei COVID-19-Erkrankten haben wir erste medizinisch-rehabilitative Behandlungskonzepte für Post-COVID – angelehnt an unsere bisherige Versorgung von Lungenkranken – entwickelt. Zu Beginn der Pandemie wurde davon ausgegangen, dass zunächst der größte Bedarf an Rehabilitationsmaßnahmen bei den intensivpflichtigen COVID-19-Patienten liegen würde. Einige Monate später, im Sommer 2020, fiel dann auf, dass auch Patienten mit milden, nicht krankenhauspflichtigen Akutverläufen Spätfolgen – also LongCovid – entwickeln konnten.

Mir ist eine enge Arzt-Patienten-Bindung gerade bei Betroffenen nach einer COVID-19-Infektion sehr wichtig, weil wir noch so wenig über die Erkrankung wissen. Wir lernen als Ärzte sehr viel von unseren Patienten, wenn wir uns auf sie einlassen und ihnen zuhören. Natürlich hatten wir nicht von Anfang an *das* Post- und LongCovid-Therapieprogramm, sondern wir haben immer sehr engmaschig beobachtet und erkundet, von welchen Therapien welcher Patient wirklich profitiert und warum sich das so verhält. Wenn sich dann eine gewisse Erfahrung einstellt – das heißt: schon einige Patienten behandelt wurden (in der Klinik, die ich leite, mittlerweile über 3 500) –, so lernen Ärzte und Therapeuten, bei welchen Symptomen welche Therapien mit den besten Erfolgsaussichten anzuwenden sind. Diese Vorgehensweise hat bei einer neuen Erkrankung natürlich immer etwas mit Experimentieren, mit Versuch und Irrtum zu tun. Daher ist es umso wichtiger, die Therapieversuche gleich von Beginn an in klinische Studien einzubinden, wie wir das auch an unserer Klinik tun. Wenn ich in einer Studie beweisen kann, dass sich durch eine Therapie im Rahmen der Rehabilitation eine Verbesserung erreichen lässt, hat diese Aussage viel mehr Wert. Man spricht dann von Evidenz (durch Studien nachgewiesen) und nicht mehr nur von Eminenz (Expertenwissen).

Die Therapiekonzepte für Post-COVID-Patienten entwickelten sich weiter – und schließlich stellten wir auch fest, dass wir für LongCovid-Patienten eine ganz andere Herangehensweise wählen müssen. Auch dabei spielt die Flexibilität wieder die entscheidende Rolle. Zielführend in der Entwicklung von Therapiekonzepten für Post- und LongCovid ist die ständige flexible Optimierung von Behandlungsinhalten, gesteuert durch unsere klinische Erfahrung – die wird immer besser, je mehr Patienten man bereits betreut hat – und unterstützt durch Studien. Mein Anspruch für die Zukunft ist es, evidenzbasierte Handlungsempfehlungen für die Rehabilitation von Post- und

LongCovid zu formulieren, die allgemeingültig und im ambulanten sowie im stationären Bereich einsetzbar sind. Flexibilität heißt aber auch, über den eigenen medizinischen Tellerrand hinauszuschauen, wenn man feststellt, dass Patienten verschiedene Probleme haben. Dies festzustellen und darauf angemessen zu reagieren, nennt man «interdisziplinäres Arbeiten». So behandeln wir längst nicht mehr nur spezifisch lungenfachärztlich, sondern beziehen auch viele andere Aspekte und Fachdisziplinen mit ein.

Um diesen Sachverhalt verständlicher und anschaulicher zu vermitteln, möchte ich auf den folgenden Seiten Einblicke in meine ärztliche Tätigkeit mit Post-COVID-Patienten geben und über Beispiele aus dem klinischen Alltag berichten. Am Ende eines jeden Falls fasse ich die Lehren, die ich selber daraus gezogen habe und die allesamt wichtig für die Weiterentwicklung der Therapiekonzepte sind, noch einmal zusammen. Natürlich werden alle Patienten anonymisiert.

Erste Erfahrungen mit Post-COVID

Mein Indexpatient kam am Osterdienstag 2020 aus einer Klinik in Hamburg zu uns. Er war Anfang fünfzig und hatte sich im Skiurlaub angesteckt. Er war der Einzige einer mehrköpfigen Reisegruppe, obwohl alle an den gleichen Aktivitäten teilgenommen und auch zusammen die mehrstündige Rückfahrt absolviert hatten. Bis zu diesem Zeitpunkt war Herr X nie ernstlich krank gewesen – mehr noch: Er war äußerst gut trainiert, trieb sehr viel Sport und achtete auf eine ausgewogene Ernährung und gesunde Lebensweise. Die SARS-CoV-2-Infektion hatte bei ihm zu einer Lungenentzündung geführt, die auf der Intensivstation behandelt werden musste. Da er im Vorfeld aufgrund seiner sportlichen Kondition über eine sehr gut trainierte Atemhilfsmuskulatur verfügte, war es in seinem Fall möglich, ein künstliches Koma zu umgehen. Der von außen verabreichte

Sauerstoff wurde ihm über eine dicht sitzende Maske zugeführt, die ihm das Atmen etwas erleichterte. Auch für Ärzte ist es etwas Besonderes, wenn sie Patienten behandeln sollen, wollen, müssen, deren Erkrankung noch nicht wirklich bekannt und erforscht ist. Als Herr X in unsere Klinik kam, sah ich mich einem Patienten gegenüber, der offensichtlich nur noch ein Schatten seiner selbst war. Ausgemergelt, graue Hautfarbe und bereits nach wenigen Schritten aus der Puste, Schweißperlen auf der Stirn – ein von einer schweren Krankheit gezeichneter Mensch, alles andere als das übliche Erscheinungsbild eines Sportlers.

Eine Woche zuvor war er aus dem Krankenhaus nach Hause entlassen worden. Er gestand mir in unserem Aufnahmegespräch, dass zu Hause alles mehr schlecht als recht laufe. Er lebe allein, und die letzten Tage waren ganz offensichtlich nicht einfach nur beschwerlich für ihn gewesen. Er quälte sich mit dem Gedanken, warum es nur ihn so schwer getroffen hatte. Allen seinen mitgereisten Freunden ging es gut. Was hatte er falsch gemacht? Er hatte sich doch immer gut um seinen Gesundheitszustand gekümmert. Nun aber wollte er nach vorne schauen, und schließlich würde im Sommer ja der nächste sportliche Wettkampf anstehen. Ich solle ihn ordentlich fordern, damit er nach drei Wochen wieder gesund nach Hause könne – vielleicht bräuchte er ja die volle Zeit auch gar nicht; eigentlich hatte er ja auch gar nicht unbedingt kommen wollen, nur die Ärzte im Krankenhaus hätten ihm dringend dazu geraten.

Auch wenn ich vor diesem Patienten noch keinen Post-COVID-Patienten behandelt hatte, so fiel mir doch seine ausgeprägte Kurzatmigkeit auf. Er konnte zum Teil keinen ganzen Satz sprechen, ohne zwischendurch nochmals zu atmen. Zudem ließ sein Allgemeinzustand alles, nur kein baldiges intensives Training zu. So mussten wir in kleinen Schritten vorangehen. Also besprachen wir zusammen einen ersten Therapieplan – Herr X war von meinen Empfehlungen nur mäßig begeistert, er wünschte sich viel mehr Aktivität. Dennoch verabredeten wir, erst mal so zu starten, um dann in zwei Tagen noch mal zu schauen, wie es ihm gehe und ob der Therapieplan funktioniere. Bereits am Folgetag stand Herr X nachmittags vor meinem Sprechzimmer und gestand kleinlaut, dass selbst das Treppensteigen noch ein riesiges Problem sei. Der wichtigste erste Schritt für ihn bestand folglich im Atemtraining: Wenn er die richtige Atemtechnik auch bei Belastung beibehielt, konnte er auch Ausdauer- und Krafttraining absolvieren. Herr X merkte zum Glück sehr schnell, dass er seine ursprünglichen Ziele korrigieren musste. Als er aus der Klinik entlassen wurde, war er in deutlich stabilerem Zustand, aber dennoch war an ein Wettkampf-Training oder auch nur daran, wieder seine berufliche Tätigkeit aufzunehmen, erst mal nicht zu denken. Einige Zeit später berichtete er mir, dass er noch den ganzen Sommer gebraucht hätte, um wieder einigermaßen an Kondition zu gewinnen. Mit der Arbeit hatte er aber immerhin schon relativ bald, nur einige Wochen nach seiner Entlassung, wieder beginnen können. Im Herbst 2020, so war sein Plan, wollte er dann mit der Wiederaufnahme des intensiven Trainings starten.

Dieser erste Patient hat mir gezeigt, dass ein akut schwerer Verlauf einer COVID-19-Infektion grundsätzlich jeden treffen kann. Natürlich ist die Wahrscheinlichkeit, einen schweren Akutverlauf nicht zu überleben, höher, wenn Risikofaktoren oder Vorerkrankungen bestehen. Aber: die Kennzeichen *jung*, *sportlich*, *leistungsstark* schützen nicht automatisch auch vor schwersten COVID-19-Verläufen, die ohne intensivmedizinische Betreuung nicht zu überstehen sind. Es gibt keinen Faktor, aus dem man im Vorhinein ablesen könnte, welcher Verlauf einen Patienten erwartet; das macht SARS-CoV-2 unberechenbar. Außerdem wurde mir klar, dass die Einschränkungen im Bereich der Atemmechanik bei COVID-Patienten eine ausgeprägte Rolle zu spielen schien, mithin in diesem Bereich Optionen liegen konnten und Möglichkeiten für die Behandlung zu suchen waren.

COVID-19 im Alter

Herr Y und seine mit 85 Jahren etwas jüngere Gattin sollten unsere ältesten Post- bzw. LongCovid-Patienten werden. Sie hatten sich – unklar, in welchem Zusammenhang – im April 2020 mit SARS-CoV-2 angesteckt. Da beide schon betagt waren, machten sie sich verständlicherweise große Sorgen. Tatsächlich verschlechterte sich der gesundheitliche Zustand von Herrn Y sehr rasch. Er wurde ins Krankenhaus und dann auch sofort auf die Intensivstation aufgenommen.

Bei einem Menschen in so hohem Alter wägen die behandelnden Ärzte sehr genau und sorgfältig in Absprache mit dem Patienten selbst und dessen Angehörigen ab, welche therapeutischen Maßnahmen ergriffen und welchen Strapazen der Betreffende ausgesetzt oder auch, ob auf bestimmte Behandlungen verzichtet werden soll. Das hat nichts mit der Tatsache zu tun, dass man stets um jedes Leben kämpft, gleichgültig. ob jung oder alt. Im Falle von Herrn Y sollte alles Menschenmögliche versucht werden, um sein Leben zu retten. Schließlich war er trotz seines stolzen Alters immer noch sehr agil. Er war bis dato tatsächlich noch nie als Patient in einem Krankenhaus gewesen, nahm keine Medikamente, seinen Hausarzt sah er nur sporadisch, und er betätigte sich mindestens dreimal in der Woche – neben vielen weiteren Aktivitäten – im Seniorensport. Darüber hinaus war er geistig fit, auch wenn er ab und an Kleinigkeiten vergaß. So zog man alle intensivmedizinischen Register: Herr Y wurde ins künstliche Koma versetzt und mit Hilfe eines Beatmungsgeräts beatmet. Eine bakterielle Lungenentzündung komplizierte die durch COVID-19 bestehende noch zusätzlich. Durch diese massive Entzündungssituation wurde der gesamte Organismus geschädigt, der Kreislauf funktionierte nicht mehr und musste unter Einsatz verschiedenster Medikamente künstlich aufrechterhalten werden. Dann fielen auch noch die Nieren aus, und eine Dialyse – also eine künstliche Blutwäsche – wurde erforderlich. Herr Y war ein Kämpfer, aber angesichts dieser Lage war der Ausgang seiner Erkrankung völlig unklar – und dies galt auf jeden Fall hinsichtlich der Dauer der Behandlung. So wurde die Entscheidung getroffen, den über den Mund eingeführten Beatmungsschlauch gegen einen zu tauschen, den man mit Hilfe eines Luftröhrenschnitts platzierte. Das ist nicht unüblich, wenn mit einer Langzeitbeatmung über mehrere Wochen bis mitunter auch Monaten gerechnet wird. Diese Beatmung über ein Tracheostoma (Luftröhrenschnitt) erleichtert die Pflege und macht auch die Entwöhnungsphasen für den Patienten angenehmer, da dieser dann nicht den als unangenehm empfundenen Beatmungsschlauch im Mund- und Rachenraum hat und effizienter das Atmen üben kann.

Der Frau unseres schwerkranken Patienten ging es hingegen vergleichsweise gut, obwohl sie ebenfalls infiziert war. Sie hatte nur wenige Symptome, unter anderem Luftnot bei Belastung und Schwindel. Bei ihr waren ein paar wenige Vorerkrankungen bekannt; so plagte sie ein etwas erhöhter Blutdruck, und auch die Knochen und Gelenke wollten manchmal nicht mehr so recht. Allerdings war sie – wenn auch nicht so fit wie ihr Mann – mit ihrem Rollator noch ganz mobil und bis dato lebensfroh. Frau Y war zutiefst besorgt um ihren geliebten Mann, durfte aber aufgrund der angeordneten Isolation lange Zeit nicht zu ihm, was ihr emotional sehr zusetzte.

Letztendlich schaffte es Herr Y zu überleben – dank größter Anstrengung und unter vollem Einsatz der modernen Intensivmedizin. In der Folgezeit lernte er in einer Frührehabilitation, wieder alle lebenswichtigen Tätigkeiten selbständig auszuführen. Anschließend kamen er und seine Frau in unsere Klinik.

Nach dem, was die beiden durchgemacht hatten, war es undenkbar, sie zu trennen.

Herr Y hatte, wie bei Post-COVID-Patienten typisch, noch ausgeprägte Defizite im Bereich der Atemmuskulatur und Atemmechanik. Außerdem musste an seiner Kondition und Ausdauer gearbeitet werden. Im Rahmen der angewendeten Therapien erholte er sich erstaunlich schnell. Nach nur drei Wochen war es ihm bereits wieder möglich, langsam spazieren zu gehen; dabei legte er sogar die staunenswerte Distanz von bis zu sechs Kilometern zurück. Er war zwar nach dem Aufenthalt auf der Intensivstation, in dessen Verlauf er auch ein Delir durchgemacht hatte, noch etwas vergesslicher als früher, aber in Anbetracht seines Alters war diese Einbuße nicht sonderlich dramatisch. So hat er tatsächlich seine frühere Lebensqualität nahezu wieder erreicht.

Umso erstaunlicher war es, dass seine Frau, die selbst nur einen sehr milden Akutverlauf durchlitten hatte, deutlich hinfälliger geworden war. Das Gehen war für sie aufgrund des Schwindels und wegen neu aufgetretener Taubheitsgefühle in den Beinen erschwert, auch ihre Belastbarkeit blieb insgesamt eingeschränkt. Dennoch waren beide natürlich überglücklich, nach allem, was sie durchlitten hatten, noch eine Weile ihr Leben gemeinsam verbringen zu dürfen. Für mich war es eine Freude, dieses betagte Paar so froh mit sich selbst zu sehen; ich war dankbar, dass wir ihnen hatten helfen können, und hoffe, dass sie noch eine gute Zeit miteinander haben!

Diese Fallstudie zeigt, dass auch alte Patienten – wenn auch statistisch geringere – Chancen haben, einen schweren Akutverlauf zu überleben und von den anschließenden Rehamaßnahmen exzellent zu profitieren. Das maßgebliche Ziel in solch einer Situation ist es, Pflegebedürftigkeit so lange wie möglich zu verhindern und den Patienten in seiner Autonomie zu stärken. Frau Y war – denkt man an ihre Vorerkrankungen – eigentlich kränker als ihr Mann. Dass sie dennoch nur einen leichten Verlauf erlebte, bestätigt die Lehre aus dem zuvor geschilderten Beispiel: COVID-19 ist unberechenbar!

Aber schon bei der Begleitung dieser Patientin drängte sich mir die Vermutung auf, dass sich auch nach eher milden Verläufen durchaus langanhaltende und beeinträchtigende Spätfolgen entwickeln können – daher kann Frau Y als meine erste LongCovid-Patientin betrachtet werden. Durch diese Krankheitsgeschichte sensibilisiert, habe ich fortan vermehrt auf diese Problematik geachtet und meine Patienten im Hinblick auf solche Phänomene befragt.

Angst um den Partner

Gerade Post-COVID-Patienten, die einen lebensbedrohlichen Akutverlauf durchgemacht haben, werden in unserer Klinik gern zusammen mit ihren Partnern aufgenommen. Häufig haben die Patienten lange Zeiten der Einsamkeit und Isolation hinter sich und die Liebsten lange Zeiten des Bangens, der Angst und Sorge. Damit sich die Patienten so gut wie möglich stabilisieren, ist es nicht zuletzt wichtig, ihnen Sicherheit und Geborgenheit zu vermitteln. Wenn man sich klarmacht, dass Patienten zum Teil acht Wochen im Krankenhaus waren, ohne ihre Familie in solch einer bedrückenden Situation sehen zu können, kann man sich leicht vorstellen, dass es nicht auch noch in den Wochen der Rehabilitation zu einer Trennung kommen sollte. Wie schon erwähnt, ist es ja auch durchaus sinnvoll und wünschenswert, Angehörige in die Schulung bestimmter Techniken miteinzubeziehen, damit sie Betroffene dann auch zu Hause unterstützen können.

Der Patient, um den es hier gehen soll, war Ende vierzig und hatte gleichfalls keine Vorerkrankungen oder andere Risikofaktoren. Seine Frau war im gleichen Alter; er hatte sich bei ihr angesteckt. Die Schuldgefühle, die Frau Z deswegen plagten, waren riesig und unbedingt bearbeitungsbedürftig. Der CO-

VID-19-Verlauf bei Herrn Z war fulminant, die Ereignisse überschlugen sich. Im Krankenhaus angekommen, wurde er unverzüglich auf die Intensivstation gebracht und sofort intubiert – so nennt man das Einbringen des Beatmungsschlauches, während der Patient bereits in ein künstliches Koma versetzt wurde. Schnell war klar, dass sich sein Zustand trotz vollem Einsatz der ärztlichen Kunst rapide verschlechterte. So wählte man das letzte zur Verfügung stehende therapeutische Mittel: ECMO – die extracorporale Membranoxygenierung.

Seine Frau rechnete zu diesem Zeitpunkt bereits mit dem Schlimmsten. Die Isolationsbestimmung erlaubte auch in ihrem Falle nicht, sie zu ihrem Mann zu lassen. Sie selber war enormem psychischen Stress ausgesetzt, fühlte sie sich doch letztendlich dafür verantwortlich, dass ihr Mann gerade mit dem Tode rang. Der Gedanke, er könne diesen Kampf verlieren, war unerträglich für sie.

Diese Phase zermürbender Ungewissheit dauerte einige Tage. Dann zeigten sich erste, zunächst noch schwache Zeichen einer Besserung. Tatsächlich konnte Herr Z dem Tod entrinnen, aber ob er je wieder der Alte sein oder ob und welche Spuren die Krankheit bei ihm hinterlassen würde, war zu diesem Zeitpunkt noch nicht abzuschätzen. Nach den ersten Wochen der Frühmobilisierung kamen beide in unsere Klinik. Die weitere körperliche Stabilisierung von Herrn Z gelang unter Anwendung der bereits mit anderen Post-COVID-Patienten gewonnenen Erfahrungen gut. Nur musste er gelegentlich etwas in seinem Aktionsdrang gebremst werden.

Erfreulicherweise bestanden bei ihm kaum psychische Probleme. Ganz anders bei seiner Frau, die seelisch aufs Schwerste mitgenommen war. Stets sorgte sie sich um ihren Mann, ließ ihn nicht aus den Augen und konnte selbst nicht mehr schlafen, da sie dauernd fürchtete, er würde nachts plötzlich sterben. Sie entwickelte Verlustängste und Panikattacken und machte sich weiterhin entsetzliche Selbstvorwürfe. In dieser

Situation kam mir der Gedanke, sie stärker in die Therapien ihres Mannes mit einzubeziehen, damit auch sie im Umgang mit Post-COVID geschult werden konnte. Darüber hinaus wurden beide als Paar psychologisch betreut. Natürlich waren die seelischen Belastungen bei Frau Z tiefgreifend und konnten nicht mal eben in drei Wochen behoben werden. Aber wir erreichten eine erste Stabilisierung, indem wir ihre Sorgen ernst nahmen und ihr Möglichkeiten aufzeigten, wie sie selbst ihren Mann unterstützen konnte. Dadurch wurde sie ein aktiver Part des Prozesses und war nicht länger nur ihren Ängsten und Schuldgefühlen ausgeliefert. Was in diesem Fall in besonderer Weise notwendig war, gilt ganz grundsätzlich für die Einbeziehung von Angehörigen in Schulungen und Therapien; diese sind stets sinnvoll und wichtig – auch, aber nicht nur, um «Kollateralschäden», wie gerade beschrieben, zu vermeiden. Eine psychologische Betreuung von Post-COVID-Patienten gehört stets auf die Agenda, und mitunter gilt das eben für die Angehörigen mindestens ebenso sehr wie für den Patienten selbst. In dieser Geschichte erlangte die Frau des Kranken zunehmend wieder Sicherheit und Vertrauen, doch war bei ihr eine weitere psychologische Betreuung auch nach dem Aufenthalt in unserer Klinik auf jeden Fall angezeigt.

Medizinisches Personal wird selbst zu Patienten

Seit Beginn der Pandemie kämpfen Ärzte und Pflegepersonal, aber auch alle anderen Berufsgruppen, die mit der professionellen Behandlung von COVID-19-Patienten betraut sind, an vorderster Front. Dies gilt nicht nur für die Kolleginnen und Kollegen auf den Intensivstationen, sondern auch in den übrigen Abteilungen der Krankenhäuser, den Notaufnahmen und natürlich auch für die niedergelassenen Ärzte in den Praxen.

Es war ja nicht so, als wären alle anderen Krankheiten aus der Welt verschwunden, nachdem die neue Krankheit, ausgelöst durch SARS-CoV-2, aufgetreten war. Selbstverständlich mussten auch diese Patienten weiter wie bisher behandelt werden. Von dem Geschehen nicht minder betroffen waren die Mitarbeiterinnen und Mitarbeiter in der Forschung, in den Rehakliniken sowie in den Instanzen des öffentlichen Gesundheitsdienstes. Viele Tausend Menschen arbeiten unermüdlich in diesen systemrelevanten Bereichen, damit wir alle so gut, wie es nur geht, die Pandemie meistern können und möglichst wenige Menschen an COVID-19 versterben.

Gerade am Anfang der Coronazeit herrschte ein Mangel an allem: Es gab nicht genügend Masken und Schutzkleidung, keine Impfmöglichkeiten, kein Personal und keine Bettenkapazitäten mehr für die Infizierten. Aber die infektiösen Patienten mussten dennoch irgendwie versorgt werden. Ärzte und Pflegepersonal arbeiteten – teilweise nur rudimentär geschützt – bis an die Belastungsgrenze und oft genug auch noch darüber hinaus. So blieb es nicht aus, dass – trotz konsequenter Einhaltung aller damals zur Verfügung stehenden Schutzmaßnahmen – es auch mehr und mehr zu Infektionen mit COVID-19 beim medizinischen Personal kam. Die Zahl dieser anerkannten Berufserkrankungen durch COVID-19 schoss in die Höhe; mittlerweile liegt sie bereits weit jenseits der 100 000er-Marke.

Ich habe bis zum jetzigen Zeitpunkt viele Krankenschwestern und -pfleger, Ärztinnen und Ärzte sowie Physiotherapeutinnen und -therapeuten nach einer COVID-19-Erkrankung behandelt. Wenn medizinisches Personal selber Hilfe braucht, muss man Sorgfalt und Fingerspitzengefühl walten lassen. Gerade diese Menschen sind geradezu darauf fixiert, sich primär um andere und nicht um sich selbst zu kümmern. Doch wer nach einer schweren Erkrankung nicht darauf achtet, erst mal wieder selbst auf die Füße zu kommen, kann in der Folge auch anderen Menschen nicht mehr helfen. Zwar haben nahezu alle Patienten nach einer durchgemachten COVID-19-Erkrankung einen hohen Anspruch an sich selbst, schnellstmöglich wieder fit zu werden, doch bei den Betroffenen, die in medizinischen Bereichen tätig sind, sind diese Tendenz und Neigung so ausgeprägt, dass sie immer wieder in Überforderung der eigenen Leistungsfähigkeit ausarten.

Mir ist in diesem Zusammenhang sehr schmerzlich der Fall eines ärztlichen Kollegen in Erinnerung. Er war Ende fünfzig, was für uns Internisten noch fast als jung gilt – und hatte sich in seiner eigenen Praxis während der Arbeit infiziert. Auch wenn er keine Vorerkrankungen hatte, entwickelte sich bei ihm doch eine durch COVID-19 ausgelöste Lungenentzündung. So musste er auf der Intensivstation engmaschig beobachtet werden; zwar konnte eine Intubation gerade noch verhindert werden, aber eine Zufuhr von Sauerstoff in hohen Flussraten war notwendig.

Als Arzt selber Patient zu sein, ist immer eine schwierige Situation für alle Beteiligten. So schätzte er seinen Gesundheitszustand selbst viel besser ein, als er eigentlich in Wirklichkeit war. Auch wenn man meinen könnte, er als Fachmann hätte es doch nun wirklich besser wissen müssen, so war das bei ihm – wie bei manch anderen – durchaus nicht der Fall. Auch Ärzte sind nur Menschen. Also rief er mich noch während seines Aufenthaltes im Krankenhaus unter einer hochdosierten Sauerstoffgabe (8 Liter pro Minute) an, und forderte mich – beim Sprechen nach Luft ringend – auf, ich möge ihn so schnell wie nur möglich in unserer Rehaklinik aufnehmen. Er läge im Krankenhaus nur auf seinem Zimmer, zwar bekomme er Sauerstoff, aber sonst würde nicht viel passieren. Für so etwas hätte er nicht die Zeit, denn er müsse schnellstmöglich wieder seine eigenen Patienten versorgen.

Bereits während des Gesprächs konnte ich heraushören, wie instabil sein aktueller Zustand noch war, und erklärte ihm, ich würde eine Aufnahme möglich machen, aber als Allererstes müsse die akute Lungenentzündung ausheilen. Ein Zeichen für diesen Genesungsprozess ist, dass der von außen zugeführte

Sauerstoffbedarf immer weiter reduziert und schließlich wieder komplett darauf verzichtet werden kann. Aus der klinischen Erfahrung mit Post-COVID-Patienten wusste ich, dass der Zeitpunkt, die Reha zu beginnen, frühestens dann erreicht ist, wenn der Sauerstoffbedarf in Ruhe nicht mehr als drei Liter pro Minute und bei Belastung nicht mehr als fünf Liter pro Minute übersteigt. Wenn Patienten mehr Sauerstoff benötigen, sind sie meist noch nicht in der Lage, an den Therapien zielführend mitzuarbeiten und davon zu profitieren. Sie sind dann schlicht und einfach noch in der Akutphase – zu krank für jedwede Art des Konditionsaufbaus.

Wovon ich spreche, ist nichts anderes als eine Variation des bereits bekannten Themas «ein Schritt nach dem anderen!» Geduld aber war nicht die Stärke dieses Patienten, und so entließ er sich auf eigenen Wunsch selbst aus dem Krankenhaus. Er überschätzte weiterhin seinen Gesundheitszustand und kam letztendlich auf eigene Faust und ohne erneute Rücksprache mit mir in unsere Klinik. In den Tagen, die er zu Hause verbracht hatte, war er unter weiterhin hohen Flussraten von Sauerstoff in der eigenen Wohnung nur sehr wenig mobil gewesen. Seine Frau hatte sich hingebungsvoll um alle Belange und auch seine Pflege gekümmert. Ich hatte diesem Patienten bereits bei unserem Telefonat beschrieben, wie essentiell wichtig die Selbstversorgung für unsere Patienten ist, damit die Rehabilitation, wie wir sie in unserer Klinik anbieten, auch erfolgreich sein kann. Im Aufnahmegespräch mit ihm stellte sich jedoch schnell heraus, dass er in keiner Weise in der Lage war, sich selbständig für den Tag vorzubereiten, allein in den Speisesaal zum Essen und ebenso wenig zu den Therapien zu gehen. Er war insgesamt einfach noch viel zu schwach, als dass er in unserer Klinik behandelt werden konnte. Diese Fakten wollte er aber nicht akzeptieren: Er setze so viel Hoffnung in die Behandlung, seine Patienten bräuchten ihn! Er flehte mich an, ihn nicht vorschnell wieder nach Hause zu schicken.

Seine Frau erklärte sich bereit, ebenfalls vor Ort zu bleiben, ihren Mann zu unterstützen und die notwendige Pflege zu übernehmen. Obwohl aus medizinischer Sicht kaum vertretbar, hatte ich Mitleid und willigte in den Kompromiss ein – wenn auch unter der Bedingung, ihn in den folgenden Tagen mehrmals täglich zur Visite zu sehen. Außerdem rang ich ihm die Zusage ab, sich sofort zu melden, falls er selber eine Verschlechterung seines Zustandes bemerken sollte. Im weiteren Verlauf bestätigte sich leider mein erster Eindruck, dass dieser Patient noch nicht stabil genug für eine Behandlung bei uns war. Er benötigte wieder mehr Sauerstoff, und trotz der entsprechenden Gaben fiel dennoch die Sauerstoffsättigung im Blut ab. Ich besprach die Situation mehrfach eindringlich mit ihm und seiner Frau und führte ihnen vor Augen, dass wir es mit einer augenscheinlich rasanten Verschlechterung zu tun hatten, infolgedessen erneut ein Krankenhausaufenthalt und sogar Lebensgefahr drohten. Als sehr eigensinniger Mensch lehnte er jedoch die von mir vorgeschlagene Einweisung ins Krankenhaus zur weiteren Stabilisierung ab. Es blieb mir keine Wahl: Am Folgetag morgens zog ich die «Reißleine», nachdem ich meinen Patienten nach dem Toilettengang trotz hochdosierter Sauerstoffgabe maximal geschwächt antraf; er rang nach Luft und hatte nur noch eine Sauerstoffsättigung von 70 Prozent. Ich entschied aus meiner Position als Chefärztin heraus und im Interesse meines Patienten, ihn in eine benachbarte Universitätsklinik zu verlegen. Die Kollegen vor Ort erkannten den Ernst der Lage sofort und empfahlen umgehend Intubation und künstliche Beatmung, da der Patient bereits alle seine Atemreserven ausgeschöpft hatte. Er aber stimmte einer Intubation zu diesem Zeitpunkt nicht zu. Am darauffolgenden Tag hatte er muskulär alle Reserven aufgebraucht, seine Lunge war durch eine erneute Entzündungsreaktion – nachdem schon die erste Entzündung nicht vollständig ausgeheilt war, nicht mehr funktionsfähig. Da erst willigte der Patient schließlich doch noch in eine künstliche Beatmung ein. Aber es war zu spät – viel zu spät. Nach zwei Tagen starb er. Die Lungenschädigung war zu gravierend, dringend erforderliche Behandlungsschritte hatte er zurückgewiesen, den letzten Versuch zur Rettung viel zu lang hinausgezögert; angesichts der nicht ausgeheilten Akuterkrankung hatte er sich seiner Überlebenschance beraubt.

Die große Motivation eines Patienten, eine Rehabilitationstherapie anzugehen, ist grundsätzlich für einen Arzt erfreulich. Doch selbst die größte Motivation kann fatal, ja todbringend sein, wenn sie zu unangemessenen Handlungskonsequenzen führt und der Betreffende die Einsicht in seine Situation verweigert. Über diese bittere Erfahrung habe ich lange nachgedacht, und sie hat meinen Umgang mit Patienten nach einer COVID-19-Infektion nachhaltig geprägt.

Doch nicht nur der Weg von Patienten – ob Kollegen oder nicht – war mitunter bedrückend. Bei zahlreichen Gesprächen und Visiten mit Patientinnen und Patienten der ersten Welle, die ebenfalls aus den Heil- und Pflegeberufen kamen, trat ein weiterer Aspekt immer wieder in den Vordergrund, der mich erschüttert hat. So berichteten mir zum Beispiel Intensivkrankenschwestern, dass sie öffentlich verurteilt wurden und sogar Mobbing ertragen mussten. Viele hatten sich unter Aufbietung all ihrer Kräfte und auf Kosten der eigenen Gesundheit für den Erhalt des Lebens anderer eingesetzt. Zum Dank dafür wechselten die Nachbarn nun die Straßenseite, manche wurden sogar tätlich angegriffen und bespuckt; sie mussten sich rechtfertigen, warum sie sich überhaupt angesteckt hätten. Ja, man verstieg sich zu der völlig absurden Behauptung und Tatsachenverdrehung, dass, wenn es Menschen wie sie nicht gäbe, Deutschland dieses Dilemma überhaupt nicht hätte.

Ignoranz, Tatsachenverleugnung und Verantwortungslosigkeit drohen mit Blick auf die Coronapandemie zur Signatur unserer Gesellschaft zu werden. Es ist eine Schande und ein intellektueller Offenbarungseid! Wenn die Grundlagen der Aufklärung aus dem Ausgang von der selbstverschuldeten Unmündigkeit und der Aufforderung an jeden Menschen bestehen, so zu handeln, dass die Maxime seines Willens zugleich als Prinzip allgemeiner Gesetzgebung gelten könnte, dann sind 250 Jahre Aufklärung an diese Leute verschwendet gewesen.

Kann Post-COVID zu LongCovid werden?

Mit dem folgenden Fallbeispiel möchte ich die Verbindung knüpfen zu dem sich anschließenden Kapitel, das uns zum Themenkomplex LongCovid führen wird. Noch einmal kurz zur Erinnerung: Nach dem bereits vorgestellten klinischen «3-Gruppen-Modell der Genesenen» sprechen wir von «Post-COVID», wenn nach einem sehr schweren Akutverlauf noch Nachwirkungen des Intensivstationsaufenthaltes fortbestehen. LongCovid dagegen bedeutet in Hinblick auf die klinische Klassifizierung – nicht zu verwechseln mit der Leitlinie –, dass nach einem eher milden akuten Verlauf im Weiteren neue Spätfolgen auftreten, wobei die Ursache für diese neuen Beeinträchtigungen unklar ist. Die zentrale Frage ist nun: Kann ein Post-COVID-Patient auch noch im weiteren Verlauf LongCovid-Symptome entwickeln?

Ich habe bisher erst einen Patienten behandelt, bei dem dies der Fall war, und über diesen Herrn möchte ich im Folgenden berichten. Der Patient war Anfang fünfzig. Bis zu seinem Coronainfekt war er gesund, lebensfroh und sehr aktiv. Er arbeitete selbst als Physiotherapeut in einer großen Klinik. In der Anfangsphase der Pandemie, als nur äußerst sparsam getestet worden war, hatte sich dieser Herr X bei einem fünfundachtzigjährigen Patienten angesteckt, als er sich bemühte, ihn physiotherapeutisch zu mobilisieren. Der alte Herr hatte keinerlei Symptome gezeigt, und man hatte ihn auch nicht bei Aufnahme ins Krankenhaus routinemäßig getestet. Doch so milde die Infektion bei dem Senior verlief, so heftig traf sie meinen Patienten. Wochenlang lag er auf der Intensivstation und hatte sogar einen Luftröhrenschnitt gebraucht; viele seiner Organe hatten versagt, und ihre Funktionen mussten künstlich übernommen werden.

Der Mann hatte schlimme Albträume und litt unter Halluzinationen, die ihn selbst dann noch, als er bereits in unserer Klinik angekommen war, in Angst und Schrecken versetzten. Auch bei ihm war es zu Beginn der Rehabilitation fraglich, ob er wirklich schon hinreichend stabil für die anstrengenden Therapien war. Wir unterstützten Herrn X mit allen nur denkbaren Mitteln; dazu gehörte auch ein Rollator, damit er sich etwas sicherer bewegen und manchmal zum Ausruhen auch hinsetzen konnte. Für einen jungen Sportler wie ihn bedeutete die Situation einen Schock: Er hatte überlebt, war aus dem Krankenhaus raus, und nun sollte es doch vorangehen – stattdessen bekam er einen Rollator! So hatte er sich das Ganze nicht vorgestellt; zum Glück konnten wir ihn von dem «Prinzip der kleinen Schritte» überzeugen, und er ließ sich auf die Unterstützung ein. Entlassen wurde er schließlich tatsächlich, ohne dass er noch irgendwelche Hilfsmittel benötigte.

Auch für ihn war die Anwesenheit seiner Frau wichtig. Seine Atemtechnik verbesserte sich unter den Therapien stetig, ebenso Kondition und Ausdauer. Dank psychologischer Betreuung erreichten wir eine psychische Stabilisierung, was seine Ängste betraf, obgleich bei der Entlassung noch die Notwendigkeit gegeben war, ihn ambulant weiterzubehandeln. Insgesamt jedenfalls sah das Rehabilitationsergebnis im Hinblick auf seine Post-COVID-Entwicklung gut aus.

Nachdem er entlassen worden war, bekam ich immer mal wieder Rückmeldung über seinen Krankheitsverlauf nach der Rehabilitation. Dabei zeigte sich, dass er zunächst eine Verbesserung verspürt hatte, doch nach einigen Wochen waren neue Symptome hinzugekommen. So entwickelte er einen ausgeprägten Erschöpfungszustand ähnlich einer Fatigue – komplett anders als die Symptome, die er gezeigt hatte, nachdem er die Intensivstation verlassen hatte. Auch fiel ihm auf, dass sein Gedächtnis und die Konzentrationsfähigkeit schlechter wurden. Er konnte nicht mehr wie früher mehrere Dinge gleichzeitig erledigen, sondern musste seinen Tag ganz neu strukturieren. So kam es, dass er sich ein Jahr nach seinem ersten Aufenthalt wieder in unserer Klinik einfand. Zu diesem Zeitpunkt hatte er keine Post-COVID-Symptomatik mehr, dafür aber eine LongCovid-Symptomatik entwickelt. Wir therapierten ihn mit einem individualisierten, auf seine neuen, vielfältigen Symptome zugeschnittenen Therapieprogramm und konnten ihn erfreulicherweise so weit stabilisieren, dass er nach der Entlassung den ersten Versuch des Wiedereinstiegs in das Arbeitsleben wagte. Bisher ist mir kein weiterer Patient mit einem ähnlichen Verlauf erinnerlich. Aber dieser Fall zeigt, dass offensichtlich auch Post-COVID-Patienten – wenn auch wohl nur sehr selten – im Anschluss an diese zweite Krankheitsphase sogar noch LongCovid-Symptome entwickeln können. Studien zu diesem Zusammenhang existieren jedoch bisher nicht; so ist und bleibt es bisher bei der klinischen Beobachtung.

Eine Randbemerkung zum Impfen

Die auf den letzten Seiten beschriebenen Fallgeschichten beziehen sich allesamt auf Patienten, die sich in der ersten Pandemiewelle infiziert hatten und schwerste Verläufe erlebten. Damals gab es keinerlei Schutzmechanismen. Die Impfstoffe befanden sich in dieser Phase erst in der Entwicklung. Mit Einführung der Impfungen sanken die Hospitalisierungsraten deutlich und – gewissermaßen als Wechselwirkung – auch der Anteil von Post-COVID-Patienten in unserer Klinik.

Eine Impfung verhindert zuallermeist erfolgreich lebensbedrohlich verlaufende Akutinfektionen und damit auch Post-

COVID. Nun, da ich dieses Buch schreibe, befindet sich Deutschland im Übergang von der vierten zur fünften Coronawelle und ist erneut mit massiv steigenden Infektionszahlen konfrontiert. Wieder droht unserem Gesundheitssystem in verschiedenen Bereichen eine fatale Überlastung. Als ob die Menschen nicht aus den Anfängen der Pandemie hätten lernen können! Die Patienten, welche jetzt mit einer COVID-19-Infektion auf den Intensivstationen liegen, hatten in den allermeisten Fällen die Möglichkeit, sich für eine Impfung zu entscheiden, und haben diesen wirksamen Schutz bewusst abgelehnt. Gerade vor dem Hintergrund der beschriebenen bitterharten Schicksale macht es mich fassungslos, dass in unserem Land, in dem mittlerweile jede und jeder dank exzellenter Forschung und pharmazeutischer Entwicklung in der hochprivilegierten Situation ist, eine SARS-CoV-2-Impfung erhalten zu können, so viele dieses (verglichen mit der Situation in ärmeren Ländern) kostbare Geschenk ausschlagen. Auch im Hinblick auf Omikron droht unserem Gesundheitssystem eine Überforderung – selbst wenn es jetzt deutlich weniger zur Auslastung der Krankenhäuser kommt, so kämpfen wir mit einer massiv ansteigenden Zahl von möglichen Spätfolgen und sich daraus entwickelnden ökonomischen und volkswirtschaftlichen Konsequenzen. Der komplette Impfschutz reduziert auch bei Durchbruchsinfektionen das Risiko für Spätfolgen deutlich, nach neuesten Studien aus Israel sogar bis zu 70 Prozent. Dies sollte allen Zweiflern ein Ansporn sein, gerade wenn sich dadurch Schicksale, wie ich sie nun auf den folgenden Seiten beschreibe, verhindern lassen. Jene, von denen ich in diesem Buch berichte, hatten solch eine Wahlmöglichkeit nicht. Nicht alle konnten gerettet werden, und die anderen hätten beinahe ihr Leben verloren. Angesichts der Opfer wäre Einsicht angezeigt.

LongCovid – Unberechenbare Spätfolge einer moderaten COVID-19-Akutinfektion

Symptome, mögliche Ursachen und Diagnostik

Wenn man sich mit dem Chamäleon LongCovid beschäftigt, kommt einem unweigerlich Sokrates in den Sinn: «Ich weiß, dass ich nicht weiß.» Wir erkennen, dass es Spätfolgen auch nach einer im akuten Stadium moderat verlaufenden COVID-19-Infektion gibt; und die medizinische Forschung sammelt zum Glück auch zunehmend Daten zu diesem Krankheitsbild. Wir entwickeln Theorien zur Ursache dieser Symptome und zu möglichen Behandlungsoptionen. Anhand von Versuch und Irrtum versuchen wir aktuell, die besten Therapiemöglichkeiten herauszukristallisieren, wohlwissend, dass diese Ansätze noch nicht abschließend in Studien bewiesen sind. Folglich müssen wir mitunter auch Behandlungsoptionen flexibel anpassen und umstellen, wenn wir neue Erkenntnisse gewinnen, die veränderte Handlungskonsequenzen erforderlich machen. Alles ist im Wandel begriffen, und daher sind auch alle therapeutischen Möglichkeiten, die ich im Folgenden ansprechen werde, immer stets unter dieser Vorbedingung zu verstehen: Nichts ist in Stein gemeißelt, weil der Erfahrungszeitraum in der Pandemie zu kurz ist, um bereits zu komplett abgesicherten Ergebnissen zu kommen. Wir justieren permanent nach, je mehr wir über die Krankheit lernen und je besser wir sie verstehen.

In der öffentlichen Wahrnehmung mag freilich dadurch gelegentlich ein verwirrendes Bild entstehen, in dem verschiedene Wissenschaftlerinnen und Wissenschaftler abweichende Positionen vertreten. Aber das ist besser als zu behaupten, wir wüssten bereits alles, um dann aus Sorge vor Widersprüchlichkeiten zu erstarren und möglicherweise Behandlungsfehler zu begehen. So tun wir unser Bestes für unsere Patienten im Rahmen dessen, was wir überblicken und verantworten können, und so handeln wir seriös.

Bereits in dem vorangegangenen Kapitel zur möglichen Klassifizierung von Genesenen nach einer COVID-19-Erkrankung wurde deutlich, mit welch neuartigem und beileibe noch nicht vollständig durchschautem Krankheitsbild wir es zu tun haben. Noch nicht einmal die Begrifflichkeiten werden einheitlich verwendet – aber gerade bei neuen Erkrankungen kann dies passieren und eine Nachschärfung im weiteren Verlauf notwendig machen. So teilen die Leitlinie und die Weltgesundheitsorganisation (WHO) Krankheitsverläufe rein nach der zeitlichen Dimension ein. Ich hatte bereits oben erläutert, dass auch anhand klinischer Kriterien eine Einteilung erfolgen kann. Demnach sprechen wir von Post-COVID-Symptomen, wenn ein akut schwerer Verlauf vorausliegt, und von LongCovid-Symptomen, wenn es nach akut milden Verläufen mit Verzögerung zu weiteren, neuen Symptomen kommt. Aber sicherlich wird auch diese Einteilung nicht für alle Zukunft Gültigkeit beanspruchen können; sie hat sich aber als äußerst hilfreich für die Therapieplanung in der konkreten Situation erwiesen, mit der wir zurechtkommen müssen.

Es ist bei weitem noch nicht abzuschätzen, wie viele Patienten wirklich von LongCovid-Symptomen betroffen sind. Auch wenn in einigen Arbeiten von zehn Prozent der Infizierten ausgegangen wird, gibt es andere Studien, von denen wir noch hören werden, die zu weitaus höheren Prozentzahlen – bis zu vierzig Prozent – gelangen. Zudem bleibt noch unklar, wie lange die Beschwerden anhalten, wie groß der Anteil derer ist, die mit bleibenden Einschränkungen leben müssen, und was dies für unsere Gesellschaft insgesamt bedeutet. Studien gehen von an die zweihundert verschiedenen Symptomen aus, die zu dem komplexen und verschiedene medizinische Disziplinen beschäftigenden Krankheitsbild LongCovid gehören. Eine ganze Menge! Die Lage wird noch dadurch verkompliziert, dass die Zusammensetzung der verschiedenen Beschwerden nicht bei jedem Patienten gleich ist. Vielmehr ist genau das Gegenteil der Fall: Die Symptome setzen sich von Patient zu Patient individuell sehr unterschiedlich zusammen; kein LongCovid-Patient gleicht dem anderen. Getreu nach dem Motto: «Alles kann, nichts muss.» Diese Vielfalt an möglichen Symptomausprägungen macht es den Ärzten im klinischen Alltag äußerst schwer, die Diagnose LongCovid überhaupt zu stellen. Es sei jedoch ausdrücklich betont, dass LongCovid-Patienten nicht ansteckend sind! Die akute Infektion und damit auch das Ansteckungsrisiko sind, wenn LongCovid zutage tritt, längst vorbei.

Die in der LongCovid-Phase vorherrschenden Symptome entwickeln sich aus einer anderen Ursache heraus. Es gibt viele Forschungsarbeiten, die sich mit dem Thema der Ursachenklärung beschäftigen. Eine Arbeitsgruppe der Universität Bergen in Norwegen fand heraus, dass bestimmte Antikörpertiter (der Titer ist ein Maß für die Anzahl bestimmter Antikörper im Blut) mit den Beschwerden korrelierten; das heißt, wenn eine bestimmte Menge Antikörper im Blut war, dann waren auch immer wieder bestimmte Beschwerden bei Patienten zu beobachten. Studien aus Deutschland zeigten, dass bei LongCovid-Patienten bestimmte Autoantikörper erhöht sind; dabei handelt es sich um Antikörper, die sich gegen körpereigenes gesundes Gewebe richten: Bei jeder Infektion bildet unser Körper Antikörper gegen den Infektionserreger – also bei Corona gegen SARS-CoV-2. Manchmal kommt es aber auch vor, dass der

Körper fehlgeleitete Antikörper – sogenannte *Autoantikörper* – produziert, die sich gegen Strukturen des eigenen Körpers richten, ihn also angreifen und beschädigen. Dadurch kommt es mit einer gewissen zeitlichen Verzögerung nach der eigentlichen Infektion zu neuerlichen Beschwerden. Diese neu auftretenden Symptome haben häufig nichts gemein mit den Symptomen während der eigentlichen Akutinfektion. Diese Konstellation kennen wir in der Medizin auch von anderen Infektionen. Die Forschung fokussiert sich nun darauf, einen spezifischen *Marker* – vielleicht einen Autoantikörper – zu finden, der ganz typisch für LongCovid ist. Würde man solch einen Marker finden, so würde das die Diagnostik erheblich vereinfachen – man könnte dieses Krankheitsbild gewissermaßen demaskieren und wäre sicher, dass immer, wenn dieser «Anzeiger» zu sehen ist, LongCovid vorliegt. Falls sich solch ein Marker finden ließe, gäbe es auch Möglichkeiten, im Bereich medikamentöser Therapien gezielter zu forschen.

Ein anderer Gedanke dreht sich um eine mögliche *Viruspersistenz*: Dieser Theorie zufolge verbleiben geringe Mengen des Virus weiter im Körper und bilden so möglicherweise die Ursache für LongCovid-Symptome. Die Forscher am Max-Planck-Institut für Physik und Medizin in Erlangen sowie vom Deutschen Zentrum für Immuntherapie sehen darüber hinaus noch ganz andere eventuelle Ursachen. So fanden sie beispielsweise heraus, dass die roten Blutkörperchen – die sogenannten Erythrozyten – bei COVID-Patienten verformt sind. Dies kann die Blutzirkulation und den Sauerstofftransport erheblich behindern und im schlimmsten Fall sogar zu gefährlichen Gefäßverschlüssen führen. Wie lange diese Verformung bestehen bleibt und ob sie auch LongCovid-Symptome erklären kann, ist nicht endgültig geklärt. Allerdings zeigte sich in den Studien der Erlanger Forscher auch, dass die weißen Blutkörperchen – die Leukozyten – ebenfalls in ihrer Funktion behindert sind, und zwar noch bis zu sieben Monate nach der Infektion. Die Leukozyten sind für die Immunabwehr zuständig. Wenn ihre Funktion beeinträchtigt ist, kann es zu vermehrter Infektionsneigung und auch zu anderen Symptomen kommen, die zum Krankheitsbild LongCovid dazugehören. Weitere Studien aus Deutschland, aber auch aus anderen europäischen Ländern konnten zeigen, dass Frauen überproportional häufig von LongCovid betroffen sind. Es fällt auch auf, dass insbesondere junge Menschen im Alter zwischen 20 und 50 Jahren und zum Teil – wenn auch, wie es scheint, in deutlich geringerer Zahl – Jugendliche und Kinder LongCovid-Symptome entwickeln können.

Doch welche Symptome sind es nun, die LongCovid-Patienten plagen? Zunächst merken die meisten von ihnen natürlich, dass sich mit ihrem Körper etwas verändert hat – es ist einfach nicht mehr so wie vor COVID. Viele Patienten sind sehr verunsichert und können die verschiedenen Beschwerden nicht richtig zuordnen. Ganz ähnlich geht es zum Teil leider auch immer noch meinen Arztkollegen, die in so einer Situation von ihren Patienten aufgesucht werden. Das ist weniger überraschend, als man vielleicht meinen könnte, denn wir alle haben es mit einem neuen, sehr unspezifischen Krankheitsbild zu tun; da ist es auch für uns Ärzte nicht ganz einfach, die vielfältigen Symptome einzuordnen und entsprechende Schlüsse daraus zu ziehen. Ich hatte ja bereits erwähnt, dass inzwischen bis zu *zweihundert Symptome* aus verschiedenen Organsystemen im Zusammenhang mit LongCovid bekannt sind. Deren Therapie fällt üblicherweise in die Zuständigkeit ganz unterschiedlicher Fachärzte – nun aber treten manche Symptome auch noch in ganz unterschiedlichen Kombinationen auf. Das führt dazu, dass wir eben kein einheitliches, sondern ein äußerst vielfältiges Krankheitsbild vor uns haben, das Ärzte zunächst einmal genauso verwirren kann wie Patienten, weil uns allen eben die Erfahrung mit dieser heimtückischen Krankheit fehlt. Zwei Jahre sind einfach nicht viel. Es gibt also eine kaum noch zu überschauende Varianz von LongCovid. Das bedeutet, dass das oberste Ziel für eine erfolgreiche Therapie ist, einen interdisziplinären Handlungsansatz zu entwickeln. Zunächst ist bei von LongCovid Betroffenen folglich ein erfahrener Generalist gefragt; später müssen gegebenenfalls auch noch fachärztlich spezialisierte Kollegen hinzugezogen werden.

Die Diagnose von LongCovid ist eine sogenannte Ausschlussdiagnose. Dies bedeutet, dass erst alle anderen Ursachen für bestimmte Beschwerden ausgeschlossen werden müssen. Erst wenn sich in den notwendigen Untersuchungen a) keine auffälligen – die Mediziner sprechen auch von «pathologischen» – Werte finden lassen und b) ein Bezug zu einer vorausgegangenen COVID-19-Infektion besteht, kann die Diagnose LongCovid gestellt werden. Um sie stellen zu können, braucht es wegen der erwähnten Vielfältigkeit der Beschwerden entsprechend viele Untersuchungen – unerfreulich, aber unumgänglich. In dieser Phase ist es umso wichtiger, genaue Handlungsempfehlungen zu formulieren, welche Untersuchungen wann zu erfolgen haben. Ziel ist es, eine möglichst präzise Diagnostik für alle Betroffenen zu etablieren, aber auch Überdiagnostik zu vermeiden. Schließlich bestehen ja genauso wie vor der Pandemie andere Krankheiten weiter, für deren Diagnose man auch weiterhin die spezifischen Untersuchungsmöglichkeiten und diagnostischen Einrichtungen benötigt; daher kann man jetzt nicht querbeet alles mit LongCovid-Diagnostik überfrachten, sondern muss genau fragen, was wirklich unklar ist und was ausgeschlossen werden muss, um schließlich das Kind beim Namen nennen zu können.

Wenn wir uns nun im Folgenden speziell mit den Symptomen von LongCovid befassen, möchte ich vorausschicken, dass der Fokus meiner Erläuterungen *auf den am häufigsten beklagten Beschwerden* liegt. Auf diese Weise möchte ich versuchen, etwas Klarheit und ein wenig Systematik in die Beschreibung zu bekommen und zu einem einigermaßen zuverlässigen Umriss des Krankheitsbilds zu gelangen. Falls dabei manchen Symptomen weniger Aufmerksamkeit in der Beschreibung geschenkt wird, soll dies nicht bedeuten, dass sie von nachrangiger Bedeutung wären oder die Sorge ihretwegen keine Berechtigung hätte. Nach dem Gesagten versteht es sich von selbst, dass wir bei LongCovid einfach noch nicht jedes Symptom zuverlässig einordnen können. Aber wir haben durchaus die Möglichkeit, etwas Licht ins Dunkel zu bringen, Lösungsansätze aufzuzeigen und den Betroffenen Mut zu machen.

Schaut man auf der Homepage des RKI – wo mittlerweile auch Informationen über LongCovid nachzulesen sind –, so findet man dort ein ganzes Potpourri von Beschwerden. Es heißt dort wörtlich: «*Zu den häufigsten bislang in Patientenforen berichteten oder in Studien beobachteten Symptomen gehören Müdigkeit und Erschöpfung, Kopfschmerzen, Atembeschwerden, Geruchs- und Geschmacksstörungen, kognitive Beeinträchtigungen (sog. Gehirnnebel, engl. ‹brain fog›), depressive Verstimmungen, Schlaf- und Angststörungen. Weitere genannte Symptome sind Herzklopfen und Herzstolpern (selbst wahrgenommene verstärkte oder beschleunigte Herzschläge oder auch Extraschläge), Brustschmerzen, und Haarausfall.*»[*] Aus meiner klinischen Erfahrung gesprochen, ist die Aufzählung all dieser Symptome insgesamt zutreffend, aber wir müssen versuchen, sie zu sortieren, damit wir jeden Beschwerdekomplex mit spezifischen Therapiemöglichkeiten zusammenbringen können.

Ein sehr häufiges Symptom von LongCovid-Patienten ist die massiv ausgeprägte Müdigkeit und Erschöpfung; wir sprechen von einer *LongCovid-Fatigue*, die sehr ähnlich der ME/CFS ist

---

[*] https://www.rki.de/SharedDocs/FAQ/NCOV2019/FAQ_Liste_Gesundheitliche_Langzeitfolgen.html – Stand: 29.11.2021

(Myalgische Enzephalomyelitis/das Chronische Fatigue-Syndrom). Sie weist aber doch kleine Unterschiede auf, die unter therapeutischen Gesichtspunkten von Interesse sind. Zu diesem Symptomkomplex können unter anderem auch Kopfschmerzen, Schlaflosigkeit, kognitive Beeinträchtigungen, Lärmempfindlichkeit, Gelenk- und Muskelschmerzen, Blutdruck- und Pulsschwankungen gehören und in Verbindung damit die Neigung zu schnellem Herzschlag bei Überlastung und Schwindel.

Die ME/CFS ist hingegen eine den Körper betreffende, neuroimmunologische Erkrankung und darf nicht mit einer rein psychosomatischen Erkrankung verwechselt werden. Bis heute ist die ME/CFS eine der letzten großen Krankheiten, die praktisch noch nicht erforscht ist. Weltweit sind schätzungsweise 17 Millionen Menschen betroffen, in Deutschland wird die Zahl auf 400 000 Betroffene geschätzt. Auch was sie betrifft, ist der Forschungsbedarf riesig. Die Pandemie könnte eine Chance bieten, dass auch diesem, bisher nicht vollständig verstandenen Krankheitsbild mehr Aufmerksamkeit gewidmet wird. Typisch für die ME/CFS ist die Post-Exertional Malaise (PEM); damit wird eine ausgeprägte Verschlechterung und Verstärkung aller Fatigue-Symptome nach körperlicher und/oder geistiger Überlastung bezeichnet. Wichtig ist in diesem Zusammenhang, dass eine Überlastung auch schon durch *nur ganz kleine Aktivitäten* herbeigeführt werden kann. Die eigenen Leistungsgrenzen haben sich also massiv verschoben; der Betroffene und sein Arzt müssen nun herausfinden, wo sie aktuell verlaufen. Dänische Forscher der Universität Aalborg fanden heraus, dass die durchschnittliche Lebensqualität von ME/CFS-Erkrankten niedriger ist als die von Multiple-Sklerose-, Schlaganfall- oder Lungenkrebspatienten. Die Krankheit kann bei ständiger Überlastung und/oder falscher Therapie so weit fortschreiten, dass junge Patienten bettlägerig werden und auf Pflege angewiesen sind. An Arbeitsfähigkeit ist bei diesen Betroffenen nicht zu denken.

Die ME/CFS ist ein eigenständiges Krankheitsbild, wobei die genauen Entstehungsmechanismen noch ungeklärt sind. Allerdings weisen Studien auch bei dieser Erkrankung auf mögliche autoimmunologische Entstehungszusammenhänge hin, wobei eine Verbindung zu vorangegangenen Infektionskrankheiten zu bestehen scheint; das entspricht auch den Überlegungen, wie es zu einem sehr ähnlichen Krankheitsbild bei LongCovid kommt. Aus diesem Grund wenden wir auch die Therapieansätze an, die uns aus der Behandlung von ME/CFS bekannt sind, wenn wir bei einem Patienten auf eine durch LongCovid ausgelöste Fatigue stoßen. Der gute Erfolg dieses Therapieansatzes bei LongCovid-Patienten ermutigt uns, weiter auf diesem Weg zu gehen.

Ein Blick in die Medizingeschichte –
ME/CFS chronische Erschöpfungssyndrome und
Analogien zu LongCovid

Bereits seit Jahrzehnten sind chronische Erschöpfungssyndrome nach vorangegangenen Infektionskrankheiten bekannt. Die Spanische Grippe, ausgelöst durch Influenzaviren, verbreitete sich zwischen 1918 und 1920 pandemisch in drei Wellen. Die ursächlichen Influenzaviren waren äußerst ansteckend. Eine Besonderheit dieser Grippe war, dass gerade junge Erwachsene zwischen 20 und 40 Jahren außergewöhnlich hart von ihr betroffen waren und in großer Zahl starben. Schätzungen ergaben, dass die Spanische Grippe weltweit zwischen 20 und 50 Millionen Menschenleben forderte; dabei könnte die Dunkelziffer noch erheblich höher liegen und somit deutlich mehr Tote als der Erste Weltkrieg (20 Millionen) gefordert haben. Infiziert waren damals, folgt man der Statistik, etwa 500 Millionen Menschen.

Der Akutverlauf dieser Grippe zeichnete sich aus durch einen plötzlichen Beginn, ausgeprägtes Krankheitsgefühl, Schüttelfrost, Fieber, trockenen Husten und in schweren Fällen eine Lungenentzündung mit allen möglichen weiteren Folgen. Insgesamt ist dieses Krankheitsbild also ähnlich jenem der Symptome der SARS-CoV-2-Pandemie. Auffällig und erstmals beschrieben wird in diesem Zusammenhang, dass Überlebende der Spanischen Grippe zum Teil monatelang nach der akuten Infektion noch von starker Müdigkeit und ausgeprägter Erschöpfung geplagt waren. Ja, es wurde sogar von einer Häufung von dementiellen Symptomen und Depressionen berichtet.

Mittlerweile wissen wir, dass unter anderem kognitive Einschränkungen wie Störungen des Kurzzeitgedächtnisses bis hin zu dementiell anmutenden Beschwerden auch typisch sind für eine ME/CFS. Bei den Langzeitfolgen, die Patienten zeigten, die eine Infektion mit der Spanischen Grippe überlebt hatten, könnte es sich somit durchaus um ein damals erstmals beschriebenes chronisches Erschöpfungssyndrom handeln, das seine Ursache in den mit der Grippe einhergehenden entzündlichen Prozessen hatte. Auslöser der ME/CFS sind häufig vorausgegangene Infektionskrankheiten, zum Beispiel das durch Epstein-Barr-Viren ausgelöste Pfeiffersche Drüsenfieber bzw. Infektionen der oberen Atemwege mit Coxsackie-Viren; aber auch Herpesviren spielen eine Rolle.

Genauso können manche bakteriellen Infektionen eine ME/CFS nach sich ziehen; zu diesen Bakterien gehören unter anderem die Legionellen oder auch die Coxiellen. Beide Erreger führen auf unterschiedlichen Wegen zu Entzündungsreaktionen in der Lunge. Damit sich eine ME/CFS nach einer Infektionskrankheit ausbildet, braucht es darüber hinaus meist noch zusätzlich bereits vorhandene Risikofaktoren – das können etwa Störungen des Immunsystems sein oder dass bereits früher Fälle von ME/CFS in der Familie aufgetreten sind. Auch Menschen, die sich zum Zeitpunkt der Infektion in einer körperlichen oder geistigen Belastungssituation befanden – zum Beispiel Leistungssportler, Menschen im Prüfungsstress oder mit einer Depression oder in Trennungssituationen –, haben ein höheres Risiko für ein postvirales Erschöpfungssyndrom.

Im Jahr 1955 wurde der Begriff *Myalgische Enzephalomyelitis* (ME) erstmals von einem britischen Arzt verwendet. Er untersuchte damals den Ausbruch einer seltsamen Erkrankung von Mitarbeitern des Royal Free Hospital in London nach einer vorausgegangenen Infektionswelle. 1988 sprach sich eine Expertengruppe für die neutralere Bezeichnung *Chronic Fatigue Syndrome* (CFS) aus. Aus diesen beiden Klassifikationen ist die heute verwendete Terminologie ME/CFS entstanden.

Aus diesen Ausführungen wird deutlich, dass schon seit mittlerweile über 100 Jahren nach Virusinfektionen auftretende Erschöpfungssyndrome beschrieben werden. Dennoch ist deren genaue Ursache bis heute nicht geklärt; folglich kommt man auch im Hinblick auf Therapieoptionen der ME/CFS bis heute nicht auf eine stabile Grundlage. Nach der akuten Infektion, die oft genug Menschen bei ansonsten gutem Allgemeinbefinden trifft, haben die Betroffenen längerfristig weiterbestehende Symptome, obwohl sich keine aktive Infektion mehr nachweisen lässt. Immunsystem, Nervensystem und der Energiestoffwechsel in den Zellen sind gestört – möglicherweise ebenfalls durch eine Autoimmunreaktion, ähnlich jener, die bei LongCovid vermutet wird, aber möglicherweise auch durch andere Prozesse, die wir noch nicht verstanden und entschlüsselt haben. Auch bei dieser Erkrankung ist es schwierig, die Diagnose zu stellen. Mit Blick auf die rein klinische Situation heißt das, dass alternative Diagnosen in aufwändigen Untersuchungsreihen ausgeschlossen werden müssen. Zwar kennen wir die Hauptsymptome der ME/CFS – schwere Erschöpfung, grippiges Gefühl, Neigung zu Infekten und Allergien, kognitive Störungen, Reizempfindlichkeit, Reizdarmsymptomatik und erhöhter Pulsschlag, um nur die am häufigsten vorherrschenden Symptome zu nennen, aber das wichtigste Diagnosekriterium ist, dass sich diese Symptome unter zum Teil nur geringer körperlicher oder geistiger Belastung massiv verschlechtern und bei den Betroffenen bis zur Erwerbsunfähigkeit und Pflegebedürftigkeit führen können: nach Anstrengung auftretendes Unwohlsein (PEM: Post-Exertional Malaise).

Eine Fatigue – nicht ME/CFS – kann auch bei zahlreichen anderen Erkrankungen, zum Beispiel Krebserkrankungen, Rheuma oder auch bei chronisch-entzündlichen Darmerkrankungen, auftreten. Doch bei diesen Erkrankungen fehlt das Diagnosekriterium PEM, das für die Diagnosestellung ME/CFS zwingend erforderlich ist. Therapeutisch können wir zum jetzigen Zeitpunkt nur versuchen, die Symptome zu lindern; ein endgültiger Heilungsansatz besteht nicht. Wie diese Therapieansätze aussehen, soll im nächsten Kapitel «Therapiemöglichkeiten der LongCovid-Fatigue» zur Sprache kommen. Wir haben es jedenfalls mit einer chronischen und bisher nicht heilbaren Erkrankung zu tun, die derzeit mehrere Hunderttausend junge Menschen allein in Deutschland betrifft. Aufgrund fehlender Akzeptanz und augenscheinlicher Ignoranz gegenüber dem Krankheitsbild ME/CFS leiden die Betroffenen weiter. Die Forschung zu diesem Themenbereich muss unbedingt weiter vorangetrieben werden, da die Zahl der ME/CFS-Patienten auch durch LongCovid weiter rasch steigen wird.

Diffuse LongCovid-Symptome

Die diffusen und vielfältigen Symptome bei LongCovid können also entweder alle zusammengehören, wenn wir es mit einer LongCovid-Fatigue ähnlich der ME/CFS zu tun haben, oder aber auch eigenständig auftreten. Zum Beispiel gibt es Patienten, die keinerlei Erschöpfungssymptomatik zeigen, aber ausgeprägte Probleme mit der Konzentration haben. Sie leiden unter Wortfindungsstörungen, können sich nichts mehr merken, vergessen ständig Dinge oder können Texte zwar lesen, aber den Inhalt nicht verstehen. Wieder andere klagen über massive Muskelschmerzen im gesamten Körper und auch über Schmerzen mal in diesen, mal in jenen Gelenken, bei deren Bekämpfung die üblichen Schmerzmittel oft genug leider nicht helfen. Häufig klagen Patienten auch über eine Verschlechterung der Sehkraft oder auch über vermehrte Infektanfälligkeit und Neigung zu Allergien. Darüber hinaus sind Schlafstörungen – unabhängig von einer Fatigue – nicht selten und für die Betroffenen sehr belastend.

Bei wieder anderen steht eine Belastungsinsuffizienz im Vordergrund – dieses Symptombild darf nicht mit einer Fatigue verwechselt werden. Tritt Letzteres auf, lassen sich bei kleinster Anstrengung häufig eine falsche Atemtechnik und die Neigung zur Hyperventilation samt Hustenreiz beobachten, verbunden mit Schmerzen im Bereich der Atemhilfsmuskulatur. Ursächlich ist meist eine Lungenentzündung in der Akutphase, die von den Patienten selbst nicht bemerkt wurde und auch nicht zur Krankenhausaufnahme führte, im Ergebnis aber eine Schonatmung ausgelöst hat – mit allen negativen Folgeerscheinungen.

Oft beklagen Betroffene zudem starken Haarausfall. Was das betrifft, so kann man wenigstens insofern Entwarnung geben: Der Haarausfall hört von selbst wieder auf, und die Haare wachsen wieder nach – aber niemand kann genau vorhersagen, wie lange er anhält. Geschmacks- und Geruchsstörungen treten zwar meist in der Akutphase bereits auf, spielen dann aber in vielen Fällen auch im Nachhinein weiter eine große Rolle; sie kommen also nicht als neues Symptom hinzu. Allerdings können sich Geruchs- und Geschmackseinschränkungen in ihrer Ausprägung und Qualität mit der Zeit verändern. Auch vegetative Symptome wie Blutdruck- und Pulsschwankungen können als alleiniges Symptom ohne eine gleichzeitig bestehende Fatigue-Symptomatik auftreten. In so einem Fall muss geprüft werden, ob zusätzlich eine Belastungsstörung wegen falscher Atemtechnik vorliegt und das Herzrasen möglicherweise auf eine körperliche Überlastung zurückzuführen ist.

Wenn man sich die Vielfältigkeit der LongCovid-Symptome vor Augen führt und dabei bedenkt, wie schwierig die Diagnosestellung ist und wie wenige Therapiemöglichkeiten bekannt sind, kann man sich leicht vorstellen, dass sich viele Betroffene schrecklich hilflos fühlen; dies gilt umso mehr, wenn die Symptome bereits über Monate andauern. So eine Situation führt dann fast schon zwangsläufig zu sich zusätzlich entwickelnden psychosomatischen Beschwerden. Ängste – Verlust- oder Existenzängste –, Panikattacken und Depressionen sind an der Tagesordnung. Ich denke, man kann die Betroffenen verstehen. Die allermeisten von uns würden mit depressiven Verstimmungen und natürlich auch mit Angst reagieren, wären sie mit einer chronischen, nicht heilbaren Erkrankung konfrontiert, für die es nur wenig Akzeptanz und nicht viele therapeutische Ansätze gibt – und soweit es sie gibt, sind sie gegenwärtig erst auf Symptomlinderung, aber noch nicht auf Heilung angelegt. Ähnlich war es bereits vor über hundert Jahren. Auch damals führten die belastenden Spätfolgen nach einer überstandenen Spanischen Grippe zu Depressionen. Ob wirklich eine somatische – also körperliche – Begründung dafür vorliegt oder ob der Zusammenhang ähnlich jenem war, wie wir ihn bei den von LongCovid Betroffenen vermuten, ist noch nicht abschließend geklärt. Dennoch ist die Ähnlichkeit der jeweiligen Symptomausprägungen nicht von der Hand zu weisen.

Zum aktuellen Zeitpunkt bleibt uns nichts anderes übrig, als LongCovid als eine nach der eigentlichen Infektion auftretende, chronische und bisher nicht heilbare Erkrankung *anzunehmen*. Doch trotz der vielfältigen und zum Teil beängstigenden Symptome gibt es immerhin einige therapeutische Möglichkeiten, die den Betroffenen helfen können, mit ihrer Erkrankung umzugehen und ein erfülltes Leben zu führen – auch wenn dieses Leben mit LongCovid vermutlich deutlich anders aussehen wird als vor der Infektion mit SARS-CoV-2. Eine Umstellung der Lebensgewohnheiten ist häufig unumgänglich. Ich vergleiche LongCovid zur besseren Veranschaulichung immer gerne mit den Krankheiten «Bluthochdruck» oder «Diabetes mellitus». Auch diese Diagnosen bestehen, einmal gestellt, ein Leben lang fort. Häufig ist es gerade im Frühstadium dieser Erkrankungen und mit ärztlicher Begleitung durch Veränderung der Lebensgewohnheiten und durch Akzeptanz der Erkrankung möglich, auch ohne Medikamente auszukommen. So gelingt es durch eigenes Engagement den Patienten, ihre Erkrankung positiv zu beeinflussen.

Das gilt auch bei LongCovid. Das Hauptproblem dabei besteht darin, eingefahrene Verhaltensweisen zu überwinden. So etwas bedarf allerdings einiger Selbstdisziplin. Dann aber sehen wir auch bei LongCovid-Patienten, dass die Änderung der Lebensgewohnheiten und die eigene Einstellung zur Krankheit und der Umgang mit ihr die Symptome lindern und ein erfülltes Leben möglich machen.

Therapieoptionen im Rahmen der Rehabilitation

LongCovid-Fatigue und die goldene Regel:
Selbstdisziplin, Strukturierung, Abgrenzung

Aus der Versorgung von Patienten mit chronischem Erschöpfungssyndrom ME/CFS, über das ich im vorangegangenen Kapitel berichtet habe, können wir Handlungsanleitungen auch für unsere LongCovid-Patienten gewinnen. Die Anwendung der sogenannten Kanadischen Diagnosekriterien zur Erfassung der Symptome bei ME/CFS bietet eine Hilfestellung in der Diagnosesicherung. Zu diesen Kriterien zählen: Fatigue-Erschöpfung, Schmerzen, Schlafstörungen, neurologisch-kognitive Einschränkungen, autonome Dysregulation (Schwitzen, Schwindel,

Herzrasen), Störungen im Hormonstoffwechsel sowie ein angegriffenes Immunsystem mit Neigung zu häufigen Infekten. Das wichtigste Kriterium überhaupt aber ist, dass sich diese Symptome rapide und massiv verschlechtern, wenn die Betroffenen in eine geistige, emotionale oder körperliche Überforderung geraten. Diese Belastungsintoleranz wird durch den Begriff PEM – *Post-Exertional Malaise* – beschrieben. Oberstes Ziel in der Behandlung von LongCovid-Fatigue-Patienten ist es mithin, Überlastungen und damit auch die *Post-Exertional Malaise*, wenn irgendwie möglich zu vermeiden. Diese Negativspirale müssen wir unterbrechen, damit ein Leben mit Long-Covid-Fatigue gelingen kann.

Wie erreichen wir dieses Ziel? Zuallererst müssen die Patienten wieder lernen, sich selbst, ihre ureigenen Bedürfnisse und Grenzen wahrzunehmen und auch zu benennen. Ungünstigerweise hat sich der eigene Leistungskorridor nach der COVID-19-Infektion häufig drastisch und massiv verschoben, nichts ist mehr so, wie es vorher war! Meine Patienten sagen häufig, «ich kenne mich nicht mehr» oder «ich kann meinem eigenen Körper nicht trauen». Die Betroffenen sind sich selbst fremd geworden und müssen tatsächlich erst mal wieder die eigenen Grenzen erspüren und ausloten lernen.

Dass viele Außenstehende kein Verständnis für die Erkrankung aufbringen, führt bei den Betroffenen zu dem traurigen Gedanken, dass sie zu ihrem Leid sich obendrein nicht einmal mehr auf ehemals Vertraute stützen und von ihnen Hilfe erfahren können bei der Bewältigung dieser Situation. Ja, diese machen es den Betroffenen häufig noch schwerer, da sie hauptsächlich an das eigene Wohlfühlambiente denken und die Fatigue-Patienten mit vermeintlich nett gemeinten Aktivitäten unter Druck setzen. Wenn die Betroffenen dann reagieren, sich selbst vor Überlastung schützen und auch mal gemeinsame freundschaftliche Unternehmungen absagen, müssen sie sich häufig Vorwürfe anhören: Warum sie kein Interesse mehr an der Freundschaft hätten! Sie sollten sich nicht so gehen lassen! Wenn sie so weitermachten, würden sie bald vereinsamen! Und so weiter und so weiter ... Leider versteht das Umfeld aus Freunden und Familie der Fatigue-Patienten einfach nicht, dass diese Menschen nur intuitiv versuchen, eine noch schwerere Erschöpfung zu verhindern. Diesen leidenden Betroffenen, die selbst verunsichert sind, würde es viel mehr weiterhelfen, wenn das private Umfeld ihren Beschwerden und daraus resultierenden Entscheidungen mit Akzeptanz und ohne Wertung gegenübertreten würde.

Viele unserer Patienten kommen aus sehr anspruchsvollen, kräftezehrenden und leistungsorientierten Lebenssituationen. Sie müssen verstehen: Was vor COVID ganz normal war – zum Beispiel fünf Dinge gleichzeitig zu tun oder einen Marathon zu laufen –, geht jetzt einfach nicht mehr. Niemand kann ihnen versprechen, dass es jemals wieder so wird wie zuvor. Aber wir können mit den richtigen Techniken und Schulungen eine weitere Verschlechterung verhindern. Dies bedeutet für die Betroffenen häufig eine komplette Umstellung ihres bisherigen Lebens, was viele nur ganz, ganz schwer ertragen. Sie sind traurig und verzweifelt. Umso mehr braucht es eine empathische und einfühlende Aufklärung und Betreuung durch die behandelnden Ärzte und Therapeuten.

In meiner Wahrnehmung ist LongCovid auch ein Problem unserer Leistungsgesellschaft. Wir haben gewissermaßen «höher, schneller, weiter» als besondere Form der «Anleitung zum Unglücklichsein» verinnerlicht. Und wenn etwas mit meinem Körper nicht funktioniert, muss ich umso härter daran arbeiten, dass er wieder funktioniert. Dieser Denkansatz der anzustrebenden Vollkommenheit ist nicht nur per se mehr als zweifelhaft und geeignet, auch ganz gesunde Menschen unglücklich zu machen – übrigens im Privat- wie im Berufsleben und dem Freizeitverhalten –, bei LongCovid-Fatigue aber ist er geradezu fatal! Der Körper lässt sich nicht überlisten, sondern fordert die Erholungsphasen ein, die er benötigt; und bei ständigen Überlastungen werden eben auch längere Ruhephasen fällig. Unser eigener Körper zeigt uns, wenn ich ein Bild verwenden soll, gewissermaßen die «gelbe Karte», und wenn wir nicht auf ihn hören, droht die «rote Karte», der K.o.! Wichtig ist, dass Betroffene verinnerlichen, dass sie nicht gegen ihren Körper, sondern nur mit und im besten Fall für ihn arbeiten können.

Patienten mit LongCovid-Fatigue haben – wenn sie sich hoffentlich noch nicht in einem Stadium der kompletten Erschöpfung in Verbindung mit Bettlägerigkeit befinden – nicht nur schlechte Tage. Immer mal wieder gibt es auch Tage, an denen sie sich super fühlen, sie schöpfen Hoffnung, sind euphorisch. Endlich! Endlich! So denken sie, sie hätten ihr altes Leben zurück und es wäre wieder alles wie früher. Dieser Gedanke und der Wunsch nach Heilung und die auf einmal wieder greifbar erscheinende frühere Normalität sind menschlich absolut verständlich. Aber in dieser Situation gilt es für Patienten mit LongCovid-Fatigue, besonders achtsam mit sich zu sein. Viele haben an den «guten Tagen» auch ein schlechtes Gewissen – all das, was in den «schlechten Tagen» liegen geblieben ist, muss jetzt auf einmal erledigt werden. Ach ja, und jetzt ist ja auch wieder die Zeit gekommen, mit dem Training zu starten! An einem «guten Tag» fordert man sich dann auch gleich besonders, da es doch so gut läuft. Aber unser Körper macht seine eigenen Regeln. Meist folgt dann auf einen «guten Tag» mit maximaler Überforderung, die die Patienten in dieser Phase noch gar nicht wirklich als solche registrieren (*ging ja doch früher auch ...*) ein Fatigue-Schub, ein sogenannter Crash, und es schließen sich viele Tage mit ausgeprägter Erschöpfung an. Die Crashs können auch zeitlich etwas versetzt zur Überlastung auftreten. Deswegen ist es bei der Schulung der Patienten wichtig zu erklären, dass wir bei deutlicher Symptomverschlechterung nicht nur den aktuellen Tag auf eine mögliche

Überforderung überprüfen, sondern auch ein bis zwei Tage zurückblicken müssen. Nur unter begleiteter Auswertung der Crashs können die Patienten lernen, welche Aktivitäten zu viel waren und wo sie beim nächsten Mal behutsamer sein müssen.

Um die eigenen Aktivitäten, Ressourcen und Grenzen besser verstehen zu können, sind Symptomtagebücher sehr hilfreich. Darin notieren die Betroffenen täglich, welche Aktivitäten – und dazu zählen auch der Haushalt und alle Tätigkeiten des Alltags – sie verrichtet haben und wie sie sich aktuell fühlen. Anhand der Aufzeichnungen können wir mit den Patienten herausarbeiten, welche Situationen zu Überforderungen und möglicherweise zu Crashs führen können. LongCovid-Patienten lernen so, ihre individuellen neuen Leistungsgrenzen zu finden. Natürlich kommt es vor, dass nicht immer alles reibungslos verläuft und es auch zu einer Verschlechterung der Symptome kommt. Häufig müssen wir dann Tränen trocknen. Aber auch solche Erfahrungen sind sehr hilfreich, da wir mit den Betroffenen herausarbeiten können, wie es zu der Überlastungsreaktion kam, und sie so für die Zukunft lernen können. So versuchen wir, den Betroffenen beizubringen, aktiv zu sein, ohne in eine Überforderung zu geraten. Wir arbeiten dabei mit psychologischer Unterstützung, Patientenschulung, Achtsamkeitstraining und Verhaltenstherapie.

Ein ganz wichtiger Begriff in diesem Zusammenhang ist der des «Pacing», das bedeutet Aktivitätsmanagement und schonender Umgang mit den körpereigenen Ressourcen. Es ist das oberste Ziel, Häufigkeit und Schwere der Rückfälle – also der Crashs – so gut wie möglich zu vermeiden. Zentraler Aspekt dabei ist es, ein Gleichgewicht zu finden zwischen körperlicher, aber auch geistiger Aktivität, ohne die eigenen Leistungsgrenzen zu übertreten. Wenn die Patienten einen sehr stark wellenartigen Krankheitsverlauf haben, mit einer hohen Amplitude – also von «himmelhochjauchzend» an einem Tag, dem sich ein «nichts geht mehr» an den Folgetagen anschließt –, und diese

Tendenz lange Zeit fortdauert, beeinflusst das den gesamten weiteren Therapieausgang negativ. Ziel der Therapie ist es, die Amplitude im stark schwankenden Krankheitsverlauf abzuflachen. Dann gibt es dennoch durchaus noch bessere und schlechtere Tage, aber die Patienten fallen nicht mehr in ein tiefes Loch, aus dem sie sich wieder mühevoll herausarbeiten müssen. Die Schlüssel zum Schloss in diesem Fall heißen *Selbstdisziplin, Strukturierung* und *Abgrenzung*. Ein äußerst wichtiger und effizienter Aspekt in diesem Lernprozess besteht darin, auch an guten Tagen darauf zu achten, genug Pausen zu machen und diese wirklich konsequent einzuhalten. Häufig leichter gesagt als getan, denn wir müssen die Euphorie und den bei allen LongCovid-Patienten bestehenden Eifer im Auge behalten. Wenn die Patienten an diesen guten Tagen über die 100 Prozent ihrer Möglichkeiten hinaus leisten, so bringt ihnen dies auf lange Sicht überhaupt nichts, weil sich unweigerlich die Negativspirale mit massiven Crashs anschließt. Schaffen sie es dagegen, regelmäßige Erholungsphasen einzulegen und vielleicht nur 90 Prozent ihrer Leistungsmöglichkeit abzurufen, dann ist das sich anschließende Tal nur noch eine Mulde, aus der sie auch viel leichter wieder herauskommen. Die Amplitude flacht also langsam ab.

Um nicht auf sich selbst hereinzufallen, bietet es sich an, feste Rituale oder Zeiten für die Entspannungsphasen von vornherein in den Tagesablauf einzubauen und eben auch an guten Tagen daran festzuhalten. Mit Erholungs- oder Ruhephasen meine ich im Übrigen nicht, dass die Betroffenen in jedem Fall liegen oder gar schlafen müssen. Es gibt kein «MUSS»! Es ist für jeden Menschen sehr spezifisch und individuell, wie und worin er Erholung findet und Kraft schöpfen kann. Auch dies zu erkennen, sich selbst zu finden und zu verstehen, ist Ziel der Behandlungen und Schulungen in unserer Klinik.

Es dürfte bereits klar geworden sein, dass die Therapie von LongCovid-Fatigue-Patienten zeitlich aufwändig ist, viel Einfühlungsvermögen benötigt, aber ihnen zugleich auch ganz klare Strategien und Hilfestellungen für die Strukturierung ihrer Lebensumstände an die Hand gegeben werden müssen. Wenn die Patienten zu uns kommen, fehlt ihnen häufig noch dieses Hintergrundwissen; sie sind instabil, und der Krankheitsverlauf schwankt stark. Das führt zu Angst und Depression. Wie soll es nur weitergehen mit diesem ständigen Auf und Ab? Oder gar im schlimmsten Fall, wenn schon eine dauerhafte Erschöpfung eingetreten ist?

Schon bei der Aufnahme unserer Patienten erklären wir die oben beschriebene Negativspirale, die sich bei der postviralen Fatigue durch Überforderung und Unachtsamkeit im Umgang mit den eigenen Kräften einstellen kann. Dann stellen wir zusammen mit den Patienten einen Therapieplan auf, wobei dem Arzt die Funktion des Bremsers zukommt. Viele LongCovid-Patienten sind unglaublich motiviert und deshalb anfangs enttäuscht: Sie wollen mehr Anwendungen, merken dann aber im Verlauf der Therapie, dass sie diese überhaupt nicht geschafft hätten. Die Tagesstrukturierung wird also in der Klinik zunächst ärztlich und therapeutisch gesteuert. Es ist extrem wichtig, die Patienten zu ermutigen und anzuhalten, den Therapieplan sehr genau auf seine Machbarkeit hin aus ihrer Sicht vorab zu überprüfen. Ziel ist, dass Betroffene präventiv die Folgetage in den Blick nehmen und sich im besten Fall gar nicht erst in eine Überlastung hineinmanövrieren. Besser, einen Brand erst gar nicht entstehen zu lassen, als ihn später löschen zu müssen! Das bedeutet, dass Patienten aktiv angehalten sind, Therapien, die sie bereits vorab als möglichen Crash-Fokus ausmachen können, auch selbständig absagen dürfen, ja sogar im Sinne der Selbsterkenntnis absagen müssen.

Dieses Vorgehen im Rahmen der Rehabilitation ist innovativ und wird häufig noch nicht so praktiziert, da mitunter die Sorge mitschwingt, die Patienten würden sich, salopp gesagt, sonst «einen lauen Lenz» machen. Auch ist es unter diesem Gesichtspunkt der Überforderung nur bedingt hilfreich, dass es gewisse Vorgaben von den Kostenträgern im Hinblick auf die Therapien gibt, die es einzuhalten gilt, um einen möglichst guten Behandlungserfolg zu erzielen. Bei der spezifischen Behandlung von LongCovid muss ganz weit vorn stehen, dass das Problem dieser Menschen die *Überforderungsneigung* ist. Daher müssen auf diese gefährliche Haltung angepasste, neue Behandlungsstrategien etabliert werden, die darauf fokussiert sind, drohende Überlastungen zu erkennen und, wo nur immer möglich, zu verhindern.

Diese Art des Selbstmanagements zu akzeptieren und zu lernen, fällt vielen LongCovid-Betroffenen verdammt schwer. Aber wenn sie an ihrer leistungsorientierten Lebenseinstellung bei einer Fatigue-Symptomatik festhalten, wird das nicht zum Erfolg, sondern zur Verschlechterung führen. Das muss auch Kostenträgern und Politikern bewusst sein, die nicht ernsthaft wollen können, dass Menschen, die als Gesunde allen Erwartungen unserer Gesellschaft gerecht geworden sind, zuerst zu Opfern einer Krankheit und dann zu Opfern eines falschen Denkens werden. Eine Hinführung zu einem Leben im Rahmen der verbliebenen Kraftpotentiale ist daher durchaus ein lohnendes Ziel einer Therapie, weil andernfalls die Kosten für unsere Gesellschaft mit Dauerpflegefällen unendlich viel höher sein werden.

Während der Rehabilitation befinden sich die Patienten in einem sicheren Umfeld, vorausgesetzt, es kommen Fatigue-adaptierte Behandlungsmethoden zum Einsatz, was leider bei weitem noch nicht überall der Fall ist. Durch falsche Behandlung mit dem Schwerpunkt auf der *Aktivierung* – und mithin auf Nichtbeachtung des Pacings sowie der innovativen Strategien – kann man Fatigue-Patienten, anstatt ihnen zu helfen, schweren Schaden zufügen. Sicheres Umfeld bedeutet für die Betroffenen mithin, dass sie sich vor allem komplett auf sich und das Erspüren der eigenen Grenzen besinnen, also eine

Standortbestimmung vornehmen können. In einer therapeutischen Einrichtung spielen alle Tätigkeiten des Alltagslebens nur mehr eine untergeordnete Rolle und werden den Betroffenen größtenteils abgenommen; so müssen sie sich weder mit der Bereitstellung der Mahlzeiten noch mit Arbeitswegen oder irgendetwas in dieser Art befassen.

Was sie in dieser Situation zu lernen haben, muss nachhaltig sein, denn wenn sie wieder in ihren Alltag entlassen werden, lauert die Gefahr der fortan fehlenden Strukturierung, derer sie in der Institution sicher waren. Für LongCovid-Fatigue-Patienten ist es auch nach ihrer Entlassung aus der Reha-Einrichtung essentiell, nicht in den Tag hineinzuleben und mal zu schauen, was man noch alles so schafft. Wer mit dieser Krankheit so lebt, für den sind die Überforderung und der Crash vorprogrammiert. Daher ist der Aspekt der Strukturierung von zentraler Bedeutung: Patienten sollten auf jeden Fall gleich nach der Entlassung tatsächlich ihre Aktivitäten – Haushalt, Familie und ambulante Therapien, aber natürlich auch die Entspannungsphasen – vorab für jeden Wochentag so gut als möglich planen und dabei unbedingt die eigenen Ressourcen im Auge behalten. Ferner ist von Bedeutung, sich dann aber auch an den vorgefertigten Plan zu halten und sich nicht beirren oder drängen zu lassen!

Abgrenzung ist in diesem Zusammenhang das zentrale Thema. Probleme können am Wochenende auftreten, weil man sich doch auf diese Tage ganz besonders freut und man so viel unternehmen möchte. Auch und gerade mit Blick auf diese Zeit ist es für einen weiteren erfolgreichen Therapieverlauf wichtig, sich nur solche Ziele zu setzen, die auch erreicht werden können, und dabei selbstkritisch und mit großer Sensibilität mit den eigenen Kräften zu haushalten. Gerade weil die Behandlung ausgedehnte Veränderungen des Alltags mit sich bringt, empfiehlt es sich für LongCovid-Patienten ganz besonders, die Familie miteinzubeziehen: Der Partner muss verstehen lernen, was es bedeutet, an Fatigue zu leiden, und dass es bislang keine Heilung gibt; er sollte wissen, unter Anwendung welcher Strategien das weitere Leben hoffentlich erfüllt sein wird, anstatt dass ein Crash den nächsten jagt. Wenn der Partner gut über die betreffenden Therapiemöglichkeiten aufgeklärt ist, kann dies sehr hilfreich für den von LongCovid-Fatigue-Betroffenen sein, denn dann kann der Partner ähnlich wie die Behandler in der Klinik die bremsende Rolle übernehmen und helfen aufzupassen, dass Überforderungen vermieden werden. Das ist keine leichte Situation und keine geringe Herausforderung für beide! Sie setzt natürlich auf der einen Seite voraus, dass der gesunde Partner die Situation des Kranken akzeptiert, im Bereich Fatigue geschult ist, aber auch, dass der Betroffene sich öffnen kann und dem Partner genau beschreibt, wie er sich in welcher Situation fühlt. Es bedarf also von beiden Seiten viel Vertrauens und der Bereitschaft, sich dem anderen zu offenbaren. Doch bei allem, was bei dieser Perspektive aufs Erste hart und schwer anmutet, liegt in solch einer Situation auch die Chance, vielleicht eine neue Seite in einer Beziehung aufzuschlagen und eine neue Qualität im gemeinsamen Leben zu finden.

Ganz wesentlich in der Therapie von LongCovid ist der Austausch mit anderen Betroffenen. In unserer Klinik bestehen eigens ärztliche und psychologisch geleitete Gesprächsgruppen, die neu geschaffen wurden, als uns die beschriebene Problematik deutlich wurde. Es geht in diesen Gruppen nicht darum zu klagen, wie schlimm die aktuelle Situation ist, sondern darum, nach vorne zu blicken. Welche Möglichkeiten gibt es, mit der Fatigue umzugehen oder mit Ängsten und Depressionen, und was kann man tun, wenn eine Panikattacke im Anmarsch ist. Aber natürlich soll man auch hören, welche Erfahrungen andere Patienten gemacht haben und was ihnen geholfen hat. Bereits im Sommer 2020 wurde auch eine klinikinterne Selbsthilfegruppe gegründet, die seitdem von den Patienten selbstverwaltet geführt wird. In einer aktuell unter anderem an unserer Klinik laufenden Studie zur Effizienz der Rehabilitationsmaßnahmen bei LongCovid ließ sich erfreulicherweise feststellen, dass die Patienten – wenn sie spezifische Fatigue-Behandlungen erhielten – durchaus sehr gut davon profitieren und sich der subjektiv empfundene Gesundheitszustand, auch mit Daten erhärtet, nachweislich signifikant vom Anfang bis zum Ende der Rehabilitation bessert. Es bleibt aber noch abzuwarten, wie nachhaltig dieser Effekt ist. Aus diesen Studienergebnissen heraus lassen sich perspektivisch therapeutische Handlungsempfehlungen für LongCovid-Fatigue ableiten, die dann veröffentlicht werden.

Das Chamäleon – Hilfe bei vielfältigen LongCovid-Symptomen

Kein LongCovid-Patient gleicht dem anderen, daher führen wir zu Beginn der Behandlung in unserer Klinik immer ein ausführliches Gespräch (Anamnese), um uns einen Überblick über die Symptome des Betroffenen und deren Ausprägung zu verschaffen. Je mehr Erfahrung man mit einem neuen Krankheitsbild hat, desto genauer kann der Arzt im Weiteren auch seine Patienten im Hinblick auf ihre möglichen Symptome untersuchen und einen individuell angepassten Therapieplan erstellen. Viele Patienten sind verblüfft, wenn wir nach den am häufigsten vorkommenden Symptomen fragen, und sie wundern sich, dass ihre Erkrankung, ohne dass sie sich dafür rechtfertigen müssen, akzeptiert wird. Häufig fühlen sie sich seit Monaten erstmals verstanden, und schon allein diese Tatsache ist für sie eine große Erleichterung.

Viele Betroffene klagen über fehlende Belastbarkeit und schlechte Kondition, ferner über Schmerzen beim Atmen und Hustenreiz. Diese Beschwerden können ohne gleichzeitige Fatigue bestehen und dürfen auch nicht mit dieser verwechselt werden. Die Ursache für diese Probleme liegt darin, dass während der Akutphase der COVID-Erkrankung nicht bemerkt wurde, dass auch die Lunge betroffen war und sich der Patient in dieser Situation eine falsche Atemtechnik angewöhnt hat. Bei diesen Beschwerden erzielen wir sehr gute Behandlungsergebnisse mit den vielfältigen Methoden und Techniken der Atemtherapie, die ich bereits in dem Kapitel über die Post-COVID-Behandlung eingehend erläutert habe. Interessanterweise beschreiben meine Patienten häufig, dass sie zumeist in der Lage waren, sich bald wieder anzutrainieren, mit den Belastungen beim Gehen auf ebener Strecke zurechtzukommen. Probleme aber bereiten ihnen in der Regel Steigungen im Gelände oder auch das Treppensteigen selbst. Wenn wir uns vergegenwärtigen, dass beim Gehen auf ebener Strecke der gesamte Körper eine aufrechte Haltung annimmt, beim Treppensteigen aber die Oberschenkel in Richtung Oberkörper weisen und der Brustkorb eingeengter ist als beim aufrechten Gang, lässt sich erahnen, dass dadurch auch die Atemmuskulatur stärker beansprucht wird – und folglich für diese Beanspruchung noch weiter trainiert werden muss. Darüber hinaus neigen die Patienten häufig in diesen Situationen dazu, wieder in die Schonatmung oder Hyperventilation zurückzufallen, was aber dem erstrebten Trainingserfolg entgegensteht. Also heißt es, gerade bei Anstiegen oder Treppensteigen noch mal ganz besonders auf die richtige Atemtechnik zu achten. Wird die richtige Atemtechnik wieder erlernt, verschwinden auch Symptome wie ständiger Hustenreiz und Schmerzen im Bereich der Atemhilfsmuskulatur.

Mitunter klagen Patienten über Koordinationsprobleme als eigenständiges Symptom; auch da kann man mit Haltungs- und Koordinationsübungen eine Verbesserung erreichen: So fördert beispielsweise das Gehen auf Sand oder Waldboden – also auf anspruchsvollerem Untergrund – die Koordination; so etwas kann man gut auch selbständig üben. Hilfreich sind ferner gegenläufige Bewegungen: linken Arm und rechtes Bein, sodann rechten Arm und linkes Bein und so weiter immer im Wechsel anheben; doch diese für einen Gesunden scheinbar so einfache Koordinationsleistung oder ebenso das Stehen auf einem Bein sind eine große Herausforderung für meine LongCovid-Patienten und treiben sie manchmal zur Verzweiflung. Aber Üben hilft – üben, üben, üben und immer wieder diese Abläufe trainieren! Für diejenigen unter uns, die gern mit Sportgeräten arbeiten, eignen sich zum Koordinationstraining außerdem nahezu alle Ballsportarten. Allerdings habe ich ganz aufgelöste Patienten erlebt, die es auf einmal nicht mehr fertigbrachten, mit dem Schläger einen Federball zu treffen, was früher für sie ein Kinderspiel war. Manchen Betroffenen sind gerade ihre Koordinationsprobleme gar nicht wirklich bewusst, und so sind sie umso erstaunter und oft verunsichert, wenn sie diese bislang unbekannten Defizite bei sich bemerken. Es ist jedoch für Patienten und Therapeuten sehr wichtig, genau zu schauen, wo etwas nicht funktioniert, um dann mit entsprechenden Übungen gegensteuern und verhindern zu können, dass solche Beeinträchtigungen chronisch werden. Daher erhalten alle LongCovid-Patienten, auch wenn sie in der Aufnahme die Frage nach Koordinationsstörungen verneinen, einen Termin zum Koordinationstraining, um eventuell doch bestehende Einschränkungen herauszufinden und zu behandeln. Wenn das Koordinationstraining ohne Probleme möglich ist, stellen wir den Therapieplan um und räumen anderen Anwendungen mehr Raum ein.

Zu diesen Problemen gehört ein bei LongCovid-Patienten sehr verbreitetes Symptom: Gelenk- und Muskelschmerzen. Diese belasten die Patienten oft umso mehr, als die Anwendung der üblichen Schmerzmittel ihnen keine Linderung bringt. Mitunter kommt es auch zu Sensibilitätsstörungen (nachlassende Sinneswahrnehmungen) und Taubheitsgefühlen, ohne dass sich dafür eine körperliche Ursache finden lässt. Muskelschmerzen betreffen häufig körpernahe Extremitäten – also Oberarme und Oberschenkel –, Gelenkschmerzen meist Schulter- und Kniegelenke. Allerdings können die Schmerzen auch kreisen und mal hier und mal dort auftreten oder andere Körperregionen betreffen.

Aus dem Fachbereich der Rheumatologie und der Geschichte der Heilkunde wissen wir bereits, dass sich gute Behandlungsergebnisse bei Gelenk- und Muskelschmerzen mit ganz speziellen, wenn auch etwas altmodisch anmutenden Bädern erreichen lassen – und zwar mit den sogenannten Stangerbädern. Diese Bäder gehören zu dem Bereich Elektrotherapie, wobei diesmal der Patient in einem Vollbad liegt. In der Wanne sind Anode und Kathode angebracht, durch die ein harmloser Gleichstrom durch das Wasser geleitet wird. (Für Menschen mit Herzschrittmacher oder Metall im Körper ist diese Therapie nicht geeignet.) Die Wärme des Wassers (35 °C) und der hindurchgeleitete Strom bewirken eine Durchblutungssteigerung. Man konnte nachweisen, dass diese Steigerung an der Hautoberfläche bei 500 Prozent und in den tieferliegenden Muskel- und Gelenkregionen immerhin noch bei 300 Prozent liegt. Durch die bessere Durchblutung wird der Stoffwechsel in den Zellen gesteigert, und eine schmerzlindernde Wirkung tritt ein. Der Effekt dieser hydroelektrischen Bäder wurde erstmals in der Mitte des 19. Jahrhunderts von dem Gerbermeister Heinrich Stanger entdeckt – daher der Name «Stangerbad». Er wollte eigentlich das Gerbeverfahren unter Zuhilfenahme von Strom verbessern. Sein Vater – Johann Stanger – litt unter Gicht, arbeitete aber noch in der Gerberei mit. Dem jungen Stanger fiel auf, dass die Gelenkbeschwerden seines Vaters durch die Arbeit in den Elektrobädern deutlich nachließen, und so unternahm er weitere Behandlungsversuche bei anderen Rheuma- und Gichtkranken. Mit verblüffendem Erfolg. Heinrich Stanger tat sich mit dem Arzt Emil Hartmann zusammen, und beide eröffneten 1899 das «Sanatorium Ulm», wo Patienten mit Gelenkschmerzen mit Stangerbädern behandelt wurden. Aufgrund der Anschaffungs- und Unterhaltkosten gehören Stangerbäder jedoch eher zu den teuren Therapieformen; daher kommen sie heutzutage leider nur noch in wenigen Einrichtungen zum Einsatz. Bei unseren LongCovid-Patienten mit Gelenk- und Muskelschmerzen, die auf Schmerzmittel häufig nicht ansprechen, bewirkt diese Therapie aus dem 19. Jahrhundert allerdings zum Teil Wunder. Da es außer den oben beschriebenen Kontraindikationen nahezu keine Nebenwirkungen gibt, ist ein Therapieversuch – jedoch ausschließlich unter fachkundiger Anleitung – durchaus empfehlenswert.

Ein weiterer Therapieansatz aus der Elektrotherapie, den wir bei LongCovid-Patienten anwenden, ist die Neuromuskuläre Elektrostimulation – kurz «NMES» genannt. Dabei werden Elektroden auf der Haut über geschwächten Muskelgruppen – zum Beispiel auf den Oberschenkeln – angebracht. Dann wird ein Reizstrom eingeleitet; der tut nicht weh, führt aber zu Muskelkontraktionen, wodurch gewissermaßen die Muskulatur passiv trainiert wird. Dies ist insbesondere bei sehr geschwächten Menschen ein guter Ansatz zur Kräftigung der Muskulatur, da sie häufig – weil sie zu rasch erschöpft sind – gar nicht in der Lage wären, allein durch aktives Training ihre Muskulatur wieder aufzubauen. Auch bei Muskelatrophie – also dem Muskelabbau –, wie sie zum Beispiel bei Astronauten, die zur Erde zurückkehren, festgestellt wird, kann mit Hilfe von NMES gegengesteuert werden. Natürlich arbeiten wir in der Rehabilitation von LongCovid-Patienten aber auch mit klassischem Gerätetraining und bei Fortgeschrittenen sogar mit Krafttraining, das sich am eigenen Körpergewicht orientiert.

LongCovid-Patienten leiden zudem häufig unter massiven Gedächtnisstörungen und eingeschränkter Merkfähigkeit. Gerade das Kurzzeitgedächtnis macht ihnen Probleme. Hinzu kommen Wortfindungsstörungen oder das Problem, Textinhalte zu verstehen – als intellektuelle Beeinträchtigungen wahrgenommen, sind diese Symptome für die Betroffenen oft sehr belastend. Wenn mehrere Eindrücke von außen kommen, können die Betroffenen diese nicht mehr filtern; alles scheint zu verschwimmen – dieses Symptom wird dann auch als «Brain Fog» (Gehirnnebel) bezeichnet. Die neurologisch-kognitiven Einschränkungen sind neben der Fatigue häufig der Grund für eine Arbeitsunfähigkeit.

In diesem Zusammenhang muss ich immer an eine meiner ersten LongCovid-Patientinnen denken: Die vierzigjährige Dialysekrankenschwester erzählte mir unter Tränen, sie könne aktuell nicht in ihrem geliebten Beruf arbeiten, da sie Sorge habe, ihren Patienten nicht mehr gerecht zu werden, wenn diese durch sie betreut würden. Sie nahm sich selbst als Gefahr für die von ihr betreuten Patienten wahr. Ich fragte meine Patientin erstaunt nach dem Grund ihrer Sorge und warum sie so hart mit sich selber ins Gericht ging. Sie berichtete mir, wie sie sich plötzlich in der eigenen wasserüberfluteten Küche wiedergefunden hatte, ohne dass sie wusste, wie es zu dem Malheur gekommen war. Erst später ging ihr auf, dass sie den Wasserhahn am Spülbecken aufgedreht hatte, um den Abwasch zu machen, dann aber kurz ins Nebenzimmer gegangen war. Sie hatte innerhalb eines Sekundenbruchteils vergessen, dass das Wasser in der Küche lief. Es fiel ihr auch nicht wieder ein bis zu dem Zeitpunkt, als sie nach Stunden erneut in ihre Küche ging und die Überschwemmung bemerkte. Nach dieser Schilderung war mir nur allzu klar, warum eine Tätigkeit als Dialysekrankenschwester zum aktuellen Zeitpunkt natürlich nicht in Frage kam.

Leider musste ich lernen, dass Beispiele wie dieses bei LongCovid-Betroffenen kein Einzelfall sind. Es sind sogar sehr viele Menschen, die unter kognitiven Ausfällen leiden und für die ein normales Leben wie vor der Erkrankung unmöglich ist –

und dazu gehört oft genug auch die Ausübung des alten Berufs. Diese Symptome zu behandeln ist äußerst schwierig. Wir bedienen uns therapeutischer Möglichkeiten aus der Ergotherapie, und zwar insbesondere des Hirnleistungstrainings; zudem kann auch therapeutisches Handwerk helfen, die Konzentration zu fördern. Ergänzend empfehlen wir den Patienten, selbständig mit verschiedenen App-basierten Hirnleistungs-Trainingsprogrammen zu arbeiten. Darüber hinaus sind aber auch spielerische Methoden, wie zum Beispiel Kreuzworträtsel, Sudoku, Memory und was es auf diesem Gebiet sonst noch alles gibt, durchaus hilfreich, wenn es darum geht, das Gedächtnis wieder auf Trab zu bringen. Bei der Auswahl der Trainingsmethode gibt es kein *besser* oder *schlechter* – «erlaubt ist, was gefällt».

In unserer Klinik ist es das Ziel, möglichst interdisziplinär an dem sehr breit gefächerten Krankheitsbild LongCovid zu arbeiten und ganz unterschiedliche therapeutische Ansätze und Möglichkeiten aufzuzeigen. Die Patienten sollen einen offenen Blick für die vielfältigen Anwendungen bekommen. Dies bedeutet aber auch, dass wir nicht in allen Bereichen bis in die Tiefe gehen können. Daher ist es mitunter notwendig, nach der interdisziplinären Rehabilitation in unserer Klinik noch spezielle weitere Behandlungsangebote zu machen oder aber auch besondere Folge-Rehabilitationen zu empfehlen. Gerade bei sehr ausgeprägten neurologischen Symptomen kann dies der Fall sein. Wenn die kognitiven Einschränkungen prägnant im Vordergrund stehen und es keine zusätzliche mitbeeinflussende Fatigue gibt, empfehlen wir auch experimentelle Therapieansätze, auf die ich im folgenden Kapitel noch genauer eingehen werde.

Psychotherapie und Selbsthilfegruppen nach dem Klinikaufenthalt

Ganz entscheidende Bedeutung bei der Behandlung von Long-Covid-Patienten kommt der psychologischen Betreuung zu – und in Verbindung damit auch dem Austausch mit anderen Betroffenen. Meine Patienten berichten immer wieder, wie wertvoll diese Gespräche sind und wie gut Selbsthilfegruppen, von denen es bereits eine ganze Anzahl gibt, auch nach Entlassung aus der Klinik unterstützend wirken können. Wir arbeiten mit unseren Patienten eingehend daran, dass sie ihre Krankheit akzeptieren. Da wir ihnen eine Heilung nicht versprechen können, müssen wir zunächst von einer chronischen Erkrankung ausgehen, die unsere Patienten möglicherweise ihr Leben lang begleiten wird. Diese anzunehmen und nicht dagegen zu arbeiten, ist der entscheidende Schritt zu einem gelingenden Leben mit der Krankheit. Selbstverständlich hoffe ich zutiefst, dass der Forschung irgendwann der Durchbruch gelingt und LongCovid heilbar wird. Aber bis es so weit ist, sehe ich es als meine Verpflichtung und mein oberstes Ziel, die Betroffenen so zu unterstützen und aufzuklären, dass sie *trotz* LongCovid erfüllt leben können, auch wenn es ein anderes Leben sein wird als vor der Erkrankung. In diesem Zusammenhang ist es entscheidend, die Patienten in der Bewältigung von Ängsten und Panikattacken zu schulen und ihnen beizubringen, wie man mit einer depressiven Stimmungslage umgehen kann.

Doch auch was die psychotherapeutische Unterstützung angeht, reicht häufig die Behandlung allein in unserer Klinik nicht aus. Daher empfiehlt es sich, die psychotherapeutische Behandlung auch ambulant fortzusetzen. Da die Plätze für solche Therapien sehr begrenzt sind und auch schon vor der Pandemie knapp waren, ist es unumgänglich, auch an alternative Behandlungsformen – zum Beispiel digitale Möglichkeiten – zu denken und auf diese Weise neue Versorgungsformen für die

Betroffenen zu entwickeln. Einen Ausblick auf dieses Feld werde ich am Ende des Buches bieten.

Wiedereingliederung in den Beruf

Das Optimum am Ende eines stationären Aufenthaltes in einer Rehabilitationsklinik wäre die gelingende berufliche Wiedereingliederung. Aber wie sieht es mit dem beruflichen Leistungsbild der Patienten aus? Diese Einschätzung im Hinblick auf LongCovid-Patienten ist alles andere als trivial, da wir überhaupt nichts über den Langzeitverlauf der Krankheit wissen und folglich auch keine Beurteilungsrichtlinien bestehen. Insgesamt gehen wir daher positiv an die Sache heran, empfehlen aber immer Nachkontrollen. Wenn ein Arbeitsversuch gestartet wird, so ist es von entscheidender Bedeutung, dies langsam im Sinne einer *stufenweisen* Wiedereingliederung anzugehen – etwa indem ein Patient mit zwei Stunden pro Tag beginnt und dann mit Augenmaß nach und nach sein Pensum steigert. Unsere Erfahrung besagt, dass die Patienten mit LongCovid häufig Schiffbruch erleiden, wenn sie sofort wieder mit ihrer ursprünglichen Stundenzahl beginnen. In manchen Fällen erweist es sich allerdings auch als nötig, dass Arbeitnehmer in ihrem Betrieb fortan eine andere Tätigkeit ausüben und Umschulungsmaßnahmen nötig werden. Manchmal führt auch gar kein Weg mehr ins Berufsleben zurück, so dass die Berentung notwendig wird. In welchem Ausmaß LongCovid-Patienten von so einschneidenden Veränderungen ihres Lebens betroffen sind, ist zum jetzigen Zeitpunkt noch nicht abzuschätzen, aber Politik und Sozialkassen sind gut beraten, jetzt schon entsprechende Szenarios einzukalkulieren und durchzurechnen.

Experimentelle Therapieansätze

*Nadel im Heuhaufen –
gibt es medikamentöse Therapien?*

Wie bereits in den vorangegangenen Abschnitten erläutert, ist es zur Entwicklung medikamentöser Therapieansätze zwingend notwendig, zunächst die Krankheit an sich und vor allem auch ihre kausalen Zusammenhänge verstanden und entschlüsselt zu haben. Erst dann ist es möglich, medikamentöse Therapien in Studien auf ihre Wirksamkeit, aber auch auf ihre Nebenwirkungen hin zu prüfen. Bei LongCovid und bei ME/CFS sind die Ursachen jedoch noch lange nicht wissenschaftlich geklärt. Wir haben also Vermutungen, wie diese Krankheiten entstehen – zum Beispiel als übermäßige Antwort unseres Immunsystems auf den Coronainfekt oder weil das Virus sich hartnäckig hält, um nur zwei Beispiele zu nennen –, aber beweisen können wir zum jetzigen Zeitpunkt weder das eine noch das andere.

Wenn man immerhin solche Vermutungen über die Krankheitsentstehung hat, so kann man versuchsweise Medikamente einsetzen, die bei anderen, vergleichbaren Krankheitsbildern bereits erfolgreich eingesetzt wurden. Die Suche nach dem, was hilft, ist allerdings wahrlich wie die Suche nach der Nadel im Heuhaufen. Im besten Fall werden solche experimentellen Medikationsversuche gleich in klinische Studien eingebunden. Das hat den Vorteil, dass – wenn der Einsatz eines Medikaments erfolgreich ist – die Wirksamkeit gleich auch mit Zahlen belegt werden kann.

Natürlich ist es immer ein herausragend wichtiges Ziel dieser Arbeitsweise, mögliche Nebenwirkungen zu erkennen, damit Patienten nicht geschadet wird. Also müssen Nutzen und Risiko verantwortungsvoll gegeneinander abgewogen werden.

Bei den Betroffenen ist der Wunsch groß, ein Medikament zu finden, das alle ihre LongCovid-Symptome verschwinden lässt; entsprechend groß sind die Hoffnungen, die sie in experimentelle Therapien setzen. Als Arzt muss man in dieser Situation umso ehrlicher gegenüber seinen Patientinnen und Patienten sein und ihnen ganz offen erklären, dass wir ein Medikament experimentell einsetzen, weil es eben bei Erkrankungen mit ähnlichen Symptombildern geholfen hat und wir *hoffen*, dass das auch bei LongCovid funktionieren wird. Aber eine begründete Hoffnung ist etwas anderes als gesichertes Wissen. Kurzum, wir setzen verschiedenste Präparate ein, ohne wirklich zu wissen, ob sie erfolgreich sein werden. Man muss folglich als Arzt darauf achten, dass die Hoffnungen, die Patienten mit einem Präparat verbinden, nicht zu hoch sind, damit bei einem möglichen Misserfolg auch die Enttäuschung nicht zu groß ist. So bitter und ernüchternd das klingen mag: Wir befinden uns, was dieses Virus, seine Wirkungen und unsere Therapien betrifft, in einer Art von wissenschaftlichem Großversuch und arbeiten so verantwortungsvoll wie nur irgend möglich, aber dennoch letztlich nach der Methode von «Versuch und Irrtum». Darüber müssen wir Patienten und der Öffentlichkeit gegenüber stets ehrlich sein.

In der klinischen Erprobung befindet sich gegenwärtig unter anderem das Medikament MD-004 des US-amerikanischen Unternehmens Mercator, das gegen entzündliche Veränderungen im Gehirn eingesetzt wird, die mit LongCovid einhergehen. Eigentlich wurde das Mittel zur Behandlung der Epilepsie entwickelt, wurde aber auch zu diesem Zweck beim Menschen noch nicht erprobt. Auch mit Medikamenten, die in Deutschland entwickelt wurden, wird versuchsweise gearbeitet. So versuchen Forscher der Universität Erlangen herauszufinden, ob der Einsatz des Medikaments BC 007 des Unternehmens Berlin Cures LongCovid-Symptome lindern kann. Dabei handelt es sich um ein Medikament, das Autoantikörper an sich bindet. Dadurch wird es diesen Autoantikörpern unmöglich, an den Organen eines Betroffenen Schäden zu verursachen; sie werden sozusagen eliminiert und an BC 007 gebunden. Eigentlich wurde dieses Medikament jedoch für autoimmunologisch bedingte Herzerkrankungen entwickelt. Dann aber hat es sich durch einen Zufall gezeigt, dass auch LongCovid- (und ME/CFS-)Patienten eine Besserung ihrer Beschwerden zeigten. Insbesondere nahm ihre Erschöpfung ab, Gedächtnis- und Konzentrationsleistung stiegen wieder, und es wurde berichtet, dass auch der Geruchssinn wiederkehrte. Jetzt sind aktuell klinische Studien mit entsprechenden Kontrollgruppen in Planung.

Darüber hinaus hat sich die Universität Oxford der Entwicklung medikamentöser Behandlungsoptionen bei LongCovid angenommen. Dort wurde eine klinische Studie mit dem Medikament AXA1125 des US-Unternehmens Axcella Therapeutics begonnen. Entwickelt wurde AXA1125 eigentlich für die Behandlung von speziellen Lebererkrankungen. Das Medikament greift in zelluläre Stoffwechselprozesse über die Mitochondrien ein – also die Kraftwerke in unseren Zellen zur Gewinnung von Energie. Man hofft auf einen Behandlungserfolg mit diesem Mittel, weil die begründete Vermutung besteht, dass insbesondere die Fatigue und muskuläre Schwäche die Folge einer gestörten Funktion der Mitochondrien sind.

Weitere Erprobungen laufen derzeit weltweit beispielsweise mit dem Wirkstoff Rintatolimod oder auch mit dem eigentlich gegen Lungenfibrose entwickelten, inhalierbaren Medikament PRS-220. Zudem wurde eine Studie zum Einsatz von Vitamin A im Bereich der Nasenschleimhaut begonnen, und zwar von englischen Forschern, die herauszufinden versuchen, ob sich dadurch eine Besserung des infolge von LongCovid eingeschränkten Geruchssinns erreichen lässt. Vitamin A darf jedoch nicht überdosiert werden; daher ist der *medizinisch überwachte* Einsatz wichtig.

Abgesehen von diesen spezifischen Therapien, die allesamt

noch im Stadium der Erforschung stecken, können wir natürlich versuchen, bestimmte LongCovid-Beschwerden symptomorientiert zu lindern. Auch hier gilt als oberstes Prinzip immer die Abwägung des Risiko- und Nebenwirkungsprofils von Medikamenten, die wir einsetzen. Aber immerhin haben wir bei Schlafstörungen und der mit LongCovid einhergehenden Neigung zu schnellem Herzschlag und darüber hinaus auch bei Taubheitsgefühlen und Missempfindungen gute Erfahrungen gemacht. Wir erleben aber auch Enttäuschungen, wenn wir beispielsweise erkennen müssen, dass offensichtlich Muskel- und Gelenkschmerzen weniger gut auf die übliche analgetische (Schmerzmittel-)Therapie ansprechen, oder wenn wir uns eingestehen müssen, dass sich bislang weder Fatigue-Symptome noch kognitive Defizite wirksam und zuverlässig mit Medikamenten lindern lassen. Es liegt angesichts all dessen auf der Hand, wie überragend wichtig die weitere Forschung im Bereich der Ursachenklärung von LongCovid und der Weiterentwicklung geeigneter Medikamente zur Symptombehandlung ist.

Sauerstoff und Überdruck – die hyperbare Sauerstofftherapie

Ich befasse mich seit Beginn der Pandemie – also wenn dieses Buch erscheint, seit rund zwei Jahren – mit den Folgen der COVID-19-Infektion und den Behandlungsoptionen dieser Krankheit. Schon im Sommer 2020 haben wir erstmals eine LongCovid-Patientin in einer Druckkammer behandelt, nachdem wir alle anderen Therapieoptionen ausgeschöpft hatten. Nun kommt man ja nicht einfach mal so darauf zu versuchen, LongCovid-Betroffenen mit einer Überdrucktherapie zu helfen: Mit meinem Ehemann – seines Zeichens Anästhesist und Taucherarzt – hatte ich im Frühsommer 2020 an einer deutschlandweiten taucherärztlichen Fortbildung teilgenommen und im Zuge dessen von Patienten mit Folgeschäden nach einer COVID-19-Infektion berichtet, die in unserer Klinik behandelt wurden. An dieser Veranstaltung nahmen auch Kollegen teil, die mit einer Druckkammer arbeiten. Normalerweise gilt die Überdrucktherapie – die man fachwissenschaftlich «hyperbare Sauerstofftherapie» nennt – als Methode der Wahl zur Behandlung der Taucherkrankheit (auch «Dekompressions»- oder «Caisson-Krankheit» genannt). Sie tritt auf, wenn Taucher, die sehr tief unter Wasser waren, zu schnell an die Oberfläche zurückkehren. Ihre Symptome können dann von Müdigkeit und Schmerzen bis zu Erscheinungsformen ähnlich wie bei einem Schlaganfall reichen.

Die Überdrucktherapie kommt auch bei Vergiftungen mit Kohlenmonoxid, chronischen, nicht heilenden Wunden sowie bei Tinnitus zum Einsatz. Die Kollegen aus dem Druckkammerzentrum berichteten bei diesem Treffen, dass sie experimentell auch gute Ergebnisse bei der Behandlung von Patienten mit vaskulärer Demenz erzielt hatten – einer Krankheit, die zurückzuführen ist auf entzündliche Veränderungen kleiner Gefäße im Gehirn –, und ebenso bei der Therapie von Folgeschäden nach einem Schlaganfall. Sie boten nun an, eine Ultima-Ratio-Therapie – also wenn nichts anderes geholfen hat – bei Patienten nach einer COVID-19-Erkrankung durchzuführen, die kognitiv (also im Hinblick auf Wahrnehmung, Erkennen und Denken) schwer eingeschränkt waren.

Ähnliche Ansätze hatte man zu diesem Zeitpunkt bereits in Israel erprobt, und zwar mit gutem Erfolg. Problematisch ist, dass für diese hyperbare Sauerstofftherapie bei LongCovid nur wenige Fallbeschreibungen, aber keine Studien vorliegen und die positiven Ergebnisse mithin noch nicht bewiesen werden können. Dies führt dazu, dass die Kosten zumeist nicht von den üblichen Kostenträgern (Krankenkassen) übernommen werden und zudem solch eine Behandlung durchaus kostspielig werden kann. Die Druckkammertherapie erfolgt ambulant in zwanzig aufeinander folgenden täglichen Sitzungen von ca. je zwei Stunden. Während der Zeit in der Druckkammer wird der Umgebungsdruck innerhalb der Kammer von normal vorherrschenden 1 bar auf 2,4 bar erhöht, während die Patienten reinen Sauerstoff atmen, unterbrochen von kurzen Phasen der Raumluftatmung (modifizierte US-Navy-Tabelle 5). Diese Unterbrechungen sind wichtig, um eine Überlastung des Gehirns mit Sauerstoff zu vermeiden – was andernfalls zu epileptischen Anfällen führen könnte.

Man darf eine hyperbare Sauerstofftherapie nicht durchführen, wenn strukturelle Lungenvorerkrankungen bestehen, Probleme beim zwingend notwendigen Druckausgleich auftreten, der Patient Platzangst hat oder einen Herzschrittmacher bzw. Defibrillator in der Brust trägt. Auch bei Kindern und Schwangeren muss das Für und Wider kritisch abgewogen werden. Einmal abgesehen von diesen Einschränkungen, hat die HBO (hyperbare Sauerstofftherapie) jedoch kaum Nebenwirkungen. Dennoch eignen sich bei weitem nicht alle LongCovid-Patienten für diese Therapie, und es ist wichtig zu betonen, dass wir zwar bereits gute Erfolge mit dieser Methode erzielen konnten, aber selbstverständlich nicht garantieren können, dass in jedem Fall eine Besserung der Symptome eintritt. Es ist und bleibt zum jetzigen Zeitpunkt eben ein experimenteller Ansatz – wie ja auch dieses ganze Kapitel überschrieben ist.

Welche LongCovid-Patienten sind nun für diese Therapieform geeignet, und wie können die Behandlungserfolge erklärt werden? Besonders kognitive Defizite scheinen sich nach einer Behandlung in der Druckkammer deutlich zu verbessern. So berichtete eine Reihe von Patienten, dass die Konzentration und das Kurzzeitgedächtnis sowie die Merkfähigkeit sich bessern würden; auch von einer Verbesserung des Geruchs- und Geschmackssinns wurde berichtet. Im Gegensatz dazu profitieren Patienten, bei denen eine LongCovid-Fatigue besteht bzw. eine falsche Atemtechnik oder chronische Schmerzen vorherrschend sind, meist nicht so gut. Wenn ein Arzt also eine gründliche Diagnose auf LongCovid gestellt hat und alle anderen Therapiemöglichkeiten erschöpft sind, könnte er versuchen, Patienten, die insbesondere unter kognitiven Einschränkungen leiden, eine hyperbare Sauerstofftherapie in einer Druckkammer zu ermöglichen.

Wie haben wir uns nun vorzustellen, warum und wie die Therapie mit der HBO bei LongCovid funktioniert? Wenn wir annehmen, es handelt sich bei LongCovid um eine Autoimmunerkrankung, so bedeutet dies, dass sich zum Beispiel auch Autoantikörper bilden, die sich gegen kleine Gefäße im Gehirn richten und dort zu Entzündungsreaktionen in der Gefäßwand führen. Eine Entzündung bedeutet immer auch, dass das entsprechende Gewebe anschwillt und sich vergrößert. Also führt eine autoimmunologische Entzündungsreaktion im Bereich der kleinen Gehirngefäße zu einer verdickten Gefäßwand. Der im Blut über die roten Blutkörperchen – die sogenannten Erythrozyten – transportierte Sauerstoff muss aber durch diese entzündete Gefäßwand hindurch in die Nervenzelle gelangen; dort soll er für den Zellstoffwechsel und die Energiegewinnung – innere Atmung – zur Verfügung stehen. Man kann sich leicht vorstellen, dass der Sauerstoff *schwerer* sein Ziel (die Nervenzelle) erreicht, wenn die Gefäßwand infolge der Entzündung deutlich dicker ist als im Normalfall. Damit dürfte eine Unterversorgung der Zielzellen einhergehen – wir sprechen von einer «Sauerstoffschuld». Dadurch sind dann *alle weiteren* Prozesse beeinträchtigt, und es können neurologische Symptome auftreten, ähnlich denen einer Demenz. Wenn wir den Umgebungsdruck jetzt aber künstlich in der Druckkammer erhöhen, so wirkt dies auch auf den an die Erythrozyten gebundenen Sauerstoff im Blut, und dieser wird – salopp ausgedrückt – mit mehr Druck durch die verdickte Gefäßwand gepresst. Das Ergebnis ist, dass wieder mehr Sauerstoff in den Zielzellen ankommt, die damit wieder effizient ihre Aufgaben erledigen können. Die neurologischen Symptome des LongCovid-Patienten bessern sich.

So könnte ein möglicher Erklärungsansatz aussehen, weshalb die HBO-Therapie bei LongCovid-Patienten Wirkung zeigt – aber wissenschaftlich bewiesen ist dieser Zusammenhang noch nicht. Immerhin zeigen die bisherigen Erfahrungen, dass der Effekt einer Druckkammertherapie bei neurologischen LongCovid-Symptomen durchaus nachhaltig ist. Also müssen wir im Hinblick auf diese Methode zwingend wissenschaftliche Studien durchführen, um für unsere LongCovid-Betroffenen die bestmögliche Versorgung zu erreichen.

Blutwäsche bei LongCovid – die Plasmapherese

Auch der Ansatz, LongCovid-Patienten mit unterschiedlichen Formen der Blutwäsche – der sogenannten Plasmapherese – zu behandeln, gehört zu den experimentellen Therapien. Wir müssen hier mehrere Ansatzpunkte unterscheiden, auf die ich im Folgenden eingehen werde. Zum besseren Verständnis, sollen vorab ein paar Begriffe geklärt werden.

So handelt es sich bei der sogenannten Plasmapherese um etwas ganz anderes als eine Dialyse, bei der, wenn die Nieren ausgefallen sind, in kurzen Zeitabständen im Wege der Blutwäsche dem Körper Abbauprodukte und Gifte entzogen werden. Unser Blut besteht aus einer ganzen Reihe einzelner Bestandteile – unter anderem aus verschiedenen Zellen, aber auch aus Proteinen, Glucose (Zuckerverbindung), Gerinnungsfaktoren und vielem anderen mehr. Wenn man nun eine Blutprobe, bei der man zuvor durch eine bestimmte Medikamentengabe verhindert hat, dass es gerinnt, in eine Zentrifuge gibt, so entstehen zwei Anteile: Blutserum und Blutplasma. Im Serum befinden sich die Blutzellen – also rote und weiße Blutkörperchen (Erythrozyten und Leukozyten) und die Blutplättchen (Thrombozyten). Im Plasma finden sich hingegen keine Zellen, sondern nur Stoffe, die in der als Transportmedium dienenden Flüssigkeit gelöst sind; dazu gehören unter anderem Gerinnungsfaktoren, Fette und Eiweiß, aber zum Beispiel auch Autoantikörper – Antikörper, die sich, wie wir bereits erfahren haben, gegen den eigenen Organismus richten. Bei der Plasmapherese wird nun das Blut aus dem Körper geleitet, dann durch ein Plasmapheresegerät geführt, um schließlich wieder in den Körper hineingeleitet zu werden. Dieses spezielle Gerät für die Plasmapherese trennt durch bestimmte Filter das Blutplasma eines Patienten von dessen Blutserum. Das «abgeschöpfte» Blutplasma muss, bevor das Blut in den Körper zurückgelangt, wieder ersetzt werden – und zwar entweder durch künstlich hergestelltes Plasma oder durch eine Plasmaspende (also Plasma einer anderen Person) –, damit das Gleichgewicht zwischen Serum und Plasma erhalten bleibt und natürlich auch alle für den Körper wichtigen Stoffe in den Körper zurückgelangen. Warum aber macht es Sinn, dem Blut in einem aufwändigen Verfahren Plasma zu entziehen, nur um es anschließend (zum Teil als künstliches Präparat) wieder hinzuzufügen? Die Plasmapherese wird schon seit Jahren bei verschiedenen Formen von Fettstoffwechselstörungen, aber auch bei Autoimmunkrankheiten angewandt, wenn die Therapie mit Medikamenten ausgereizt ist und sich keine Besserung eingestellt hat bzw. das Risiko des Patienten, lebensbedrohliche Folgeerkrankungen zu entwickeln, sehr groß ist. Der Grundgedanke dieser Therapie beruht darauf, in der Plasmapherese die erhöhten Fette und Autoantikörper zu eliminieren. In dem anschließend wieder hinzugefügten Plasma sind diese schädigenden Anteile dann nicht mehr enthalten. Das Blut ist gereinigt.

Damit dieses Verfahren durchführbar ist, muss der Patient für die Zeit der Therapie mit Heparin versorgt werden – einem Medikament, das die Blutgerinnung unterdrückt –, damit es nicht zu Blutgerinnseln kommt, während das Blut außerhalb des Körpers der Plasmapherese zugeführt wird. Bis auf die

Komplikationen, die durch die Gabe des Heparins oder die Punktion der Gefäße (wo die Kanüle eingestochen wird) entstehen können, ist die Plasmapherese ein vergleichsweise nebenwirkungsarmes Verfahren.

Nun gibt es mehrere Herangehensweisen, mit denen LongCovid-Patienten durch Plasmapherese geholfen werden soll. Ein Ansatzpunkt zielt darauf, zirkulierende Autoantikörper zu entfernen, die dann keine entzündlichen Prozesse – zum Beispiel im Gehirn – mehr auslösen können. Eine andere Strategie beruht auf der Annahme, dass bei LongCovid-Patienten einige der Viren in bestimmten Zellen der Lunge und der Gefäße überleben und dort für eine fortwährende Entzündungsreaktion sorgen. Dadurch wird die Blutgerinnung «angefeuert», und es bilden sich in vielen Bereichen des Körpers kleine Blutgerinnsel – sogenannte Mikroembolien; durch diese kann die Versorgung des Körpers mit Sauerstoff massiv beeinträchtigt werden. Nun führt eine besondere Plasmapherese – die H. E. L. P.-Apherese – durch das Absenken von erhöhten Blutfetten (Gesamtcholesterin, LDL und Triglyceride) sowie dem für die Blutgerinnung verantwortlichen Fibrinogen zu einer deutlich besseren Durchblutung auch in kleinen Gefäßen; zugleich nimmt die Gerinnungsneigung des Blutes ab. All dies führt zu einer erstrebenswerten Verbesserung der sogenannten Mikrozirkulation des Blutes in kleinsten Gefäßen; sie ist hilfreich für die umfassend verbesserte Sauerstoffversorgung im Körper eines Patienten.

So erkennen wir erfreulicherweise, dass sich also durchaus einige Behandlungsoptionen für LongCovid-Betroffene auftun. Allerdings ist auch die Wirksamkeit der oben genannten Verfahren noch nicht durch Studien belegt. Das bedeutet, dass für sie auch meist noch keine Kostenübernahme durch die Krankenkassen vorliegt. Mir bleibt damit wieder nur der Appell, LongCovid-Patienten auch bei der Anwendung der Plasmapherese in Studien einzubeziehen, um belastbare – oder wie wir in der Medizin sagen: evidenzbasierte – Ergebnisse zu bekommen und so diese Therapiemöglichkeit bei nachgewiesener Wirksamkeit vielen Betroffenen zu eröffnen.

Möglichkeiten der Alternativ- und Komplementärmedizin

Die medizinischen Bereiche sowohl der Alternativ- als auch der Komplementärmedizin verstehen wir als ergänzend zur sogenannten schulmedizinischen Herangehensweise. Beide gehen von der These aus, dass Körper, Geist und Seele ein untrennbares Ganzes bilden, wodurch, wenn in einem der Teile eine Störung auftritt, es zu einem Ungleichgewicht kommt, das den ganzen Organismus betrifft und eine Krankheit auslösen kann. Dies soll verhindert, im besten Fall bereits im Vorfeld protektiv (schützend) vermieden werden.

Zu den komplementärmedizinischen Behandlungsmethoden gehört ein breites Spektrum von Anwendungen aus dem Bereich der Naturheilverfahren, Körpertherapien, Entspannungspraktiken, aber auch der Homöopathie, Osteopathie sowie der Methoden der Traditionellen Chinesischen Medizin. Wie schon bei manchen Behandlungsoptionen der Schulmedizin liegen auch für die alternativmedizinischen Therapien noch keine gesicherten Studien vor. Somit handelt es sich auch bei ihnen um experimentelle Therapieverfahren.

Folgt man dem Grundsatz: «Wer heilt, hat recht» und stellt allein das Patientenwohl und eine möglichst umfassende Genesung der Betroffenen in den Vordergrund, dann sollte unvoreingenommen geprüft werden, ob sich aus diesen Bereichen der Medizin Beobachtungen und Erkenntnisse ergeben, die die LongCovid-Forschung zum Wohle unserer Patienten voranbringen. Allein darauf kommt es an. Wir können es uns angesichts der Komplexität, Schwere und Dauer der Erkrankung einfach nicht leisten, irgendeine Option von vornherein auszuschließen, wenn sie zielführend zu wirken verspricht.

Eine wichtige Rolle in der Komplementärmedizin und der LongCovid-Therapie spielt das *Vitamin D*. Dieses Vitamin senkt Ansteckungsrisiken und mildert den Verlauf von Infektionen. Auch zeigt sich, dass unter Vitamin-D-Gaben Entzündungsreaktionen weniger gravierend ausfallen und Gerinnungsstörungen reduziert werden. Beide Probleme werden aber, wie wir bereits gehört haben, auch mitverantwortlich gemacht, wenn es um LongCovid-Symptome geht. Der Vitamin-D-Spiegel sollte demnach auf jeden Fall im Normbereich liegen und bei Bedarf aufgefüllt werden. Eine über den Normbereich hinausgehende Versorgung mit Höchstdosen hat sich hingegen nicht bewährt!

Ein weiterer Fokus sollte auf der ausreichenden Versorgung mit Eisen, Folsäure und Selen liegen. Falls LongCovid-Patienten zu gesteigerter Infektanfälligkeit neigen, kann ein Behandlungsversuch mit der Gabe von Zink erfolgen.

Auch die Ernährung spielt bei LongCovid eine Rolle. Manche Patienten entwickeln als Folge einer Coronainfektion Nahrungsmittelunverträglichkeiten oder Allergien. Ähnlich wie bei Patienten mit chronischem Fatigue-Syndrom können auch LongCovid-Patienten eine Intoleranz gegenüber Milchzucker, Fruchtzucker, Gluten oder Histamin aufweisen. Es gilt dann, die individuelle Verträglichkeit herauszufinden und entsprechende Lebensmittel zu meiden. Damit sich keine Mangelernährung einstellt, ist eine spezielle Ernährungsberatung sinnvoll. Auch der Einsatz von Vitamin-B-Komplex-Präparaten ist bei einseitiger Ernährung therapeutisch möglich.

Aktuell befassen sich Studien ferner damit, ob die Darmflora die Symptome bei LongCovid und ME/CFS beeinflussen kann und ob der Einsatz von Probiotika eine Unterstützung bieten könnte; wirkliche Ergebnisse gibt es bisher allerdings noch nicht. Beobachtungsstudien haben aber im Gegensatz dazu ergeben, dass die Traditionelle Chinesische Medizin und die Akupunktur durchaus eine lindernde und unterstützende Therapieoption darstellen. Die Akupunktur wird dabei symptomorientiert und angepasst an den jeweiligen Patienten angewendet. Auch die Osteopathie (OMT – Ostheopathische Manipulative Therapie) kann eine sinnvolle Begleittherapie sein. Durch die Osteopathie werden Entzündungsreaktionen und die Immunregulation positiv beeinflusst. Dies kann bei den LongCovid-Betroffenen möglicherweise von Vorteil sein.

Je besser wir LongCovid verstehen lernen, umso mehr werden sich – davon bin ich überzeugt – noch weitere therapeutisch prüfenswerte Ansatzpunkte im komplementärmedizinischen Bereich zeigen.

Impfung und LongCovid

Das Thema «Impfung und LongCovid» ist besonders heikel, da es bisher nur äußerst wenige verwertbare Daten dazu gibt. Zwei Fragen müssen genauer erörtert werden: 1) Lindert die Impfung LongCovid-Symptome oder kann damit LongCovid sogar geheilt werden? 2) Lässt sich LongCovid durch eine Impfung verhindern?

Zur ersten Annahme gibt es bereits Studien, und anfangs war die Hoffnung – befeuert durch einige Erfolge – groß, dass die Impfung auch LongCovid heilt. Leider muss zum jetzigen Zeitpunkt und nach Weiterführung der Studien gesagt werden, dass es sich bei der Besserung der Symptome nach der Impfung nur um Einzelfälle handelt. Es kann – so der heutige Wissensstand – nicht grundsätzlich davon ausgegangen werden, dass die Impfung sozusagen *therapeutisch* bei LongCovid wirkt und eine Heilung herbeiführt. Manche Ärzte empfehlen ihren Long-Covid-Patienten eine Impfung – sechs Monate nachdem ein Patient eine COVID-19-Infektion durchgemacht hat. Allerdings muss bei hartnäckig andauernden LongCovid-Symptomen die

Antwort ganz individuell von Patient zu Patient abgewogen werden, denn eine pauschal-einheitliche, klare Empfehlung für diese Konstellation gibt es leider nicht. Der Grund dafür ist, dass LongCovid-Patienten ja auch individuell ganz unterschiedlich von verschiedensten Symptomen betroffen sind.

Die zweite Frage – schützt die Impfung vor LongCovid? – muss differenziert betrachtet werden. Da ein vollständiger Impfschutz Infektionen, vor allem aber schwere Verläufe verhindert, können wir davon ausgehen, dass er auch einen Schutz vor Post-COVID bietet. Wenn man sich nun, durch die Impfung geschützt, erst gar nicht infiziert, kann man auch kein LongCovid bekommen. Diffizil wird die Betrachtung, wenn es zu sogenannten Durchbruchsinfektionen kommt – also jemand vollständig geimpft ist, aber dennoch eine Infektion erleidet. Aus meiner eigenen klinischen Erfahrung kann ich berichten, dass ich bisher nur sehr, sehr vereinzelt Patienten gesehen habe, die nach einer Durchbruchsinfektion LongCovid-Symptome entwickeln. Damit will ich sagen: Die Impfung schützt sehr wohl auch bei Durchbruchsinfektionen vor LongCovid, aber sie kann offenbar nicht in jedem Fall diese Erkrankung komplett verhindern. Es liegen bereits Studien vor; auch Forscher aus England und den USA haben beobachtet, dass LongCovid bei Durchbruchsinfektionen offensichtlich seltener auftritt, als dies der Fall ist, wenn jemand nicht geimpft ist. Aber ein hundertprozentiger Schutz besteht auch für Geimpfte nicht, und wir können auch noch nicht abschätzen, wie sich dies in der Zukunft verhält, weil das Virus sich laufend verändert, was Durchbruchsinfektionen wahrscheinlicher macht.

Mit Blick auf LongCovid komme ich daher insgesamt zu dem Ergebnis, dass 1) Impfungen absolut sinnvoll und notwendig sind, um das Risiko so klein wie möglich zu halten, 2) Hygienerichtlinien konsequent beachtet und 3) Sozialkontakte auf ein verantwortbares Maß reduziert werden müssen. Denn, wo es keine Coronainfektion gibt, gibt es auch kein LongCovid.

LongCovid – auch eine Kinderkrankheit

In den ersten Wellen der Pandemie waren Kinder nur selten betroffen. Dann aber entwickelte das Virus immer neue Mutationen. Und während bei den Erwachsenen die Impfquote nach und nach stieg, gab es noch keinen Impfstoff, der auch für Kinder und Jugendliche zugelassen war. So stiegen schließlich auch ihre Infektionszahlen – und damit auch das Risiko, in dieser Altersgruppe LongCovid zu entwickeln.

Erfreulicherweise scheinen Kinder und Jugendliche deutlich seltener von schweren Akutverläufen betroffen zu sein. So nahm man zunächst an, dass es sich eben nur um eine milde Infektion der oberen Atemwege mit SARS-CoV-2 handele – ähnlich jener, wie sie durch andere Erkältungsviren hervorgerufen wird. Dann aber zeigte sich, dass auch Kinder und Jugendliche nach einer COVID-19-Infektion entweder anhaltende oder neu auftretende Beschwerden aufwiesen, und zwar im Sinne einer LongCovid-Symptomatik.

Eine zum Glück äußerst seltene pädiatrische Folgeerkrankung nach COVID-19 ist das sogenannte *pädiatrische inflammatorische Multisystemsyndrom* (abgekürzt PIMS), das in zeitlichem Zusammenhang mit SARS-CoV-2 auftritt, und zwar bei weniger als 0,1 Prozent der Infizierten unter Kindern und Jugendlichen. Es zeigt sich zwei bis sechs Wochen nach einem milden oder sogar asymptomatischen Akutverlauf (also auch, wenn gar keine Symptome nach der Infektion auftreten). Bei diesem Syndrom handelt sich um eine überschießende Entzündungsreaktion, deren Ursache noch unklar ist. Sie betrifft den ganzen Körper und kann zu einer Schocksymptomatik mit Herz-Kreislauf-Versagen führen. Um sie zuverlässig zu diagnostizieren, müssen andere Ursachen – insbesondere andere Infektionen – ausgeschlossen sein. Wer davon betroffen ist, wird zumeist auf der Intensivstation behandelt; diese Behandlung endet in der Regel mit gutem Erfolg, und auch für die weitere Genesung gibt es eine gute Prognose.

Hinsichtlich LongCovid bei Kindern und Jugendlichen gilt leider ebenfalls wie bei Erwachsenen, dass noch umfangreiche und aussagekräftige Studien fehlen, beziehungsweise dass die Ergebnisse der vorliegenden Studien extrem schwanken – dies gilt insbesondere, was die Häufigkeit von LongCovid bei Kindern betrifft. Doch angesichts der Tatsache, dass eine Arbeitsgruppe aus Italien Eltern befragt hat und bei der Auswertung der Antworten zu dem Ergebnis gelangte, dass bis zu 58 Prozent der Kinder Spätfolgen entwickelten, gibt es jedenfalls keinen Grund, voreilig Entwarnung zu geben. Andere Studien beispielsweise aus England sprechen indes nur für eine Häufigkeit von fünf Prozent nach vier Wochen und einer Reduktion auf ein Prozent nach acht Wochen. Die neueste Studie vom Januar 2022 bestätigte diese geringere Zahl.

Zusammenfassend kann aber sicher gesagt werden: Auch im Kinder- und Jugendalter tritt LongCovid mit seinen typischen Symptomen, wenn auch in deutlich reduzierter Häufigkeit, auf. Dennoch sollten wir auf den bestmöglichen Schutz unserer Kinder achten. Angesichts möglicherweise lebenslanger Beeinträchtigungen durch LongCovid kann nur dringend davor gewarnt werden, die Gefährdung unseres Nachwuchses auf die leichte Schulter zu nehmen.

Kinder und Jugendliche gehören in vielerlei Hinsicht zu den Verlierern dieser Pandemie. Aber zu argumentieren, für sie sei eine Coronainfektion nicht so tragisch, weil sie ja nur leichte Verläufe hätten, droht der Ungerechtigkeit die Krone aufzusetzen. Wer derart leichtfertig denkt und entsprechend handelt, nimmt seinen Kindern im schlimmsten Fall Lebenschancen. Ich möchte in diesem Zusammenhang an das Schicksal der jungen Studentin erinnern, von der ich eingangs berichtet habe. Wir *wissen* einfach noch nicht, wie häufig LongCovid bei Kindern und Jugendlichen auftritt und wie die Auswirkungen auf ihr weiteres Leben sein werden! Für mich ist diese noch bestehende Unsicherheit der größte Antrieb, unsere Kinder im Pandemiegeschehen nicht aus den Augen zu verlieren. Ärzte müssen auch mit Blick auf ihre jungen Patienten mit der gebotenen Sorgfalt und im Bewusstsein ihrer Verantwortung handeln, wenn sie anhand von Diagnosekriterien und Untersuchungen abwägen, ob ein Kind wirklich LongCovid-Beschwerden aufweist oder ob seine Symptome aus Lockdown und Schulschließungen herrühren und mithin Kollateralschäden der Pandemie sind.

Versorgungsstrukturen und ihre Grenzen

Aufklärung mit Hilfe der Medien – LongCovid akzeptieren!

Im Sommer 2020 wurde mir bewusst, dass durch SARS-CoV-2 ganz unterschiedliche Krankheitsbilder hervorgerufen werden können. Seit dieser frühen Zeit der Pandemie versuche ich mit allen mir zur Verfügung stehenden Mitteln, die öffentliche Wahrnehmung auf dieses Problemfeld zu lenken. In Hass-Mails, die mich seit damals erreichen, wird mir vorgeworfen, damit doch nur Angst machen zu wollen oder Panik zu schüren. Was ich in diesem Buch beschrieben habe, dürfte deutlich gemacht haben, dass mir nichts ferner liegt. Für derart törichte Umtriebe hätte ich in meinem beruflichen Alltag auch, weiß Gott, zu viel zu tun und zu wenig Zeit. Es geht mir einzig und allein um das Recht der Bevölkerung, über diese dramatisch unterschätzte Gefahr von Corona sachkundig informiert und aufgeklärt zu werden. SARS-CoV-2 ist ein neuartiges Virus, und es ruft verstörend verschiedenartige Krankheitsverläufe hervor. Daher sollte jedem die Chance gegeben werden, darüber Bescheid zu wissen und sich von dieser Krankheit ein möglichst präzises und umfassendes Bild machen zu können.

Mit Entsetzen haben wir die Aufnahmen aus den dramatisch überfüllten Intensivstationen – etwa in Italien – gesehen, und mit Schrecken erfüllt uns auch die Not im eigenen Land, wo an der akuten Infektion Millionen erkrankt und über einhunderttausend Menschen gestorben sind. Furchtbar genug! Aber die Spätfolgen auch von milden COVID-19-Infektionen können eben genauso bedrohlich sein und langfristig das Leben der Betroffenen beeinträchtigen. Es geht mir darum, wachzurütteln und Menschen, die achselzuckend auf Corona reagieren, von ihrem Irrglauben abzubringen: Es ist eben nicht damit getan, dass entweder die akute Infektion milde und, wenn sie vorbei ist, alles damit erledigt ist. Und auch nicht damit, dass andere schwer erkranken und im schlimmsten Fall sterben. Dieses verkürzte Denken ist nicht nur unterkomplex, sondern fatal. Es fehlt das «Dazwischen» in diesen Überlegungen! Es gibt eine Grauzone des Elends zwischen *Genesen* und *Verstorben*, die komplett ausgeblendet wird. Wenn man sich im eigenen Körper nicht mehr zu Hause fühlt, das Leben auf unabsehbare Zeit und mit ungewissem Ausgang komplett neu geordnet werden muss, das Arbeiten im alten Beruf oder überhaupt das Arbeiten nicht mehr möglich ist, so sind dies im Leben eines jeden Menschen massive Einschnitte, über deren Vorhandensein als Folge der Krankheit und über deren mögliche Ursachen aufgeklärt werden muss.

Doch bedauerlicherweise spielen die von LongCovid Betroffenen im öffentlichen Bewusstsein immer noch nur eine untergeordnete Rolle, auch wenn zum Glück mittlerweile die Politik nicht mehr die Augen verschließt und die neue Bundesregierung die Notwendigkeit der Erforschung von LongCovid und die Etablierung von Versorgungsstrukturen in den Koalitionsvertrag aufgenommen hat. LongCovid ist eine leise Krankheit, und auch ihre Opfer haben nicht mehr die Kraft, sich lauthals Gehör zu verschaffen – anders als jene, die Corona und die damit verbundenen Gefahren tagtäglich auf der Straße leugnen. LongCovid füllt zwar keine Intensivstationen, aber wir laufen Gefahr, dass es die Erwerbsunfähigkeitsstatistiken mit jungen Menschen füllt – und damit mit jenen, die aktuell und künftig die Leistungsträger unserer Gesellschaft sein sollen. Es gehört wenig Phantasie dazu, was das – jenseits der individuellen Nöte, die für die Betroffenen damit einhergehen – für eine Gesellschaft und ihre Kosten- und Lastenverteilung bedeutet.

Diese fatale Entwicklung gilt es, mit aller Macht zu verhindern, und dafür ist neben der Forschung auch die Aufklärungsarbeit unerlässlich. Nur wenn ich einen Zusammenhang verstanden habe, kann ich ihn auch akzeptieren. Die Existenz von LongCovid als einer bedrohlichen Tatsache muss gesamtgesellschaftlich akzeptiert werden. Diese Krankheit ist kein akademisches Problem. Es reicht daher nicht aus, wenn nur Angehörige bestimmter Eliten von der Existenz dieses Krankheitsbildes wissen. Ich bin der festen Überzeugung, dass manch ein Skeptiker seine Einstellung ändern würde, wenn er über LongCovid aufgeklärt wäre und die Betroffenen und ihre Schicksale kennen würde.

Aus diesem Grund engagiere ich mich seit dem Sommer 2020 also nicht mehr nur als Ärztin für meine Patienten, sondern musste mich auf neue Betätigungsfelder begeben: Fortbildungen für ärztliche Kolleginnen und Kollegen und für jene aus den medizinischen Heil- und Hilfsberufen, Wissensvermittlung für alle, die sich bemühen, ihre Patienten besser zu betreuen. Aber weil LongCovid auch eine politische Dimension hat, war es nötig, Interviews zu geben für Zeitungen, Fernsehen, Radio und Social Media; es war nötig, Podcasts zu machen, Talkshows zu besuchen und an Reportagen mitzuwirken. Ich empfinde Erleichterung und Dankbarkeit, wenn ich sehe, dass die Bemühungen anfangen zu fruchten, dass sich – wenn auch langsamer, als ich es mir wünschen würde – die Einstellung gegenüber LongCovid in unserem Land zu verändern beginnt.

Dies ist die Stunde der Rehabilitationsmedizin – einer medizinischen Disziplin, die zu Unrecht immer noch eine Existenz eher am Rande der Heilkunde führt. Diese Denkungsart war mir selbst nicht fremd, weil ich eigentlich aus der Akut- und Notfallmedizin komme und nur durch eine schicksalshafte Fügung in die Rehabilitation gewechselt bin. Umso mehr ist es mir ein zentrales Anliegen, angesichts der LongCovid-Bedrohung nachdrücklich hervorzuheben, dass die Rehabilitation eine tragende Säule in unserem Gesundheitssystem ist – nicht weniger bedeutend als die Akutmedizin, die niedergelassenen Haus- und Fachärzte und der öffentliche Gesundheitsdienst. So traurig die Umstände sind, die uns LongCovid beschert hat, so bieten sie doch die Chance, auch in dieser Hinsicht die Verantwortungsträger und die Gesamtgesellschaft zu sensibilisieren und Akzeptanz zu fördern.

Möglichkeiten der Versorgung

Wie sollte sich also ein Patient verhalten, wenn er bemerkt, dass nach der akuten COVID-19-Infektion die Beschwerden einfach nicht komplett verschwinden wollen oder unerklärliche neue Symptome hinzukommen? Zunächst ist es wichtig, diese Symptome ernst zu nehmen und nicht zu denken, man würde sich die Beeinträchtigung nur einbilden. Je mehr Arzt und Patient Hand in Hand arbeiten, umso aussichtsreicher ist die Therapie, weil dann der gemeinsam eingeschlagene Weg zur Besserung auch konsequent eingehalten wird – man spricht in dem Fall von einer *guten Compliance*. Daher ist es hilfreich, wenn ein Arzt einen informierten und aufgeklärten Patienten vor sich hat. Deshalb sollte sich der Betroffene durchaus auch *selbst* Informationen über LongCovid beschaffen. Es existieren bereits Internetseiten zu diesem Themenkomplex, die Informationen bündeln; darüber hinaus gibt es inzwischen eine ganze Anzahl von Selbsthilfegruppen, die wichtige Anlaufstellen für LongCovid-Patienten bilden. Auf der Website zu diesem Buch finden sich einschlägige Adressen, die kontinuierlich aktualisiert werden; die Website selbst hat folgende Web-Adresse: www.chbeck.de/LongCovid

Zum einen ist es grundsätzlich dem Therapieverlauf förderlich und für den Betroffenen ermutigend, wenn man mit Schicksalsgenossen in Austausch treten kann, zum anderen verfügen diese Leute auch oft über konkretes Wissen, das lokal oder regional von besonderer Bedeutung sein kann, so dass man von ihnen erfährt, wohin man sich mit bestimmten Problemen wenden kann.

Der erste Fachmann aber, an den man sich wendet, sollte stets der Hausarzt sein. Auch wenn immer wieder LongCovid-Patienten beklagen, dass sie von ärztlicher Seite nicht ernst genommen werden, so ist es dennoch so, dass auch viele Ärzte das Problem erkannt haben und sich mit ihrer ganzen Kraft für ihre LongCovid-Patienten einsetzen. Mit der wachsenden Zahl der von LongCovid Betroffenen wächst auch auf Seiten der Mediziner die Akzeptanz, so dass schon einige Ignoranz dazugehört, falls dort noch jemand LongCovid leugnen sollte.

Allerdings stelle ich mir besorgt die Frage, ob unsere medizinischen Versorgungsstrukturen darauf vorbereitet sind, was mit LongCovid auf uns zukommt: Wenn wir uns vor Augen halten, dass zehn Prozent der Infizierten – eine ganz aktuelle Studie der Universität Mainz, die im Dezember 2021 veröffentlicht wurde, geht sogar von vierzig Prozent aus (und was das bedeuten würde, möchte ich mir nicht vorstellen) – Spätfolgen entwickeln, dann bewegen wir uns auf eine Größenordnung von Millionen Betroffener zu! So oder so sind die daraus resultierenden Zahlen beklemmend groß. Bedeuten sie doch, dass diese Patienten und Patientinnen *zusätzlich* zur normalen Praxisauslastung auf die Haus- und Fachärzte zukommen.

Wenn wir uns klarmachen, dass, wie ich wiederholt ausgeführt habe, LongCovid vielfach junge, bisher gesunde Menschen trifft, die bisher kaum einmal einen Hausarzt gebraucht haben, wird einem die zu erwartende Steigerung erst richtig bewusst: Waren die Hausarztpraxen schon vor der Pandemie voll ausgelastet, so drohen sie nun überzulaufen.

Die Diagnose LongCovid zu stellen braucht, wie nun deutlich geworden sein sollte, Zeit. Es werden mitunter eine Reihe von Untersuchungen bei verschiedenen Fachärzten erforderlich sein – Termine, die schon vorher nicht so schnell zu erhalten waren, weil die personellen Kapazitäten nicht vorhanden sind. Umso wichtiger ist es, klare Handreichungen für eine präzise und zielführende Diagnostik zu erhalten, um gleichermaßen Über- und Unterdiagnostik zu vermeiden.

Ist die Diagnose schließlich im Ausschlussverfahren bestätigt (also andere Erkrankungen als Ursachen für die Symptome ausgeschlossen), gilt es, die nächste Hürde zu nehmen – das heißt: eine Therapieoption anzubieten. Da es für LongCovid-Patienten keine kausale medikamentöse Therapie gibt – also nicht die Pille, die die Ursachen der Krankheit erledigt –, ist ein symptomorientiertes Vorgehen erforderlich: Der Arzt sieht, an welchen Beschwerden der Patient leidet, und versucht eine Therapie, die die jeweiligen Symptome verringert oder gar zum Verschwinden bringt.

Wenn die Beschwerden hartnäckig sind, kann an die entsprechenden Kostenträger – also Deutsche Rentenversicherung, Krankenkassen oder Berufsgenossenschaften – ein Antrag auf Rehabilitation gestellt werden. Eine Alternative wären ambulante Therapien, etwa in der Physiotherapie, Ergotherapie, aber auch Psychotherapie – um nur einige zu nennen; auch dafür müssen dringend Handlungsempfehlungen entwickelt werden. Aktuell besteht bei den genannten Therapieformen gerade in ländlichen Gebieten ein strukturelles Defizit.

Weitere Anlaufpunkte bieten die vielerorts – meist im Bereich der großen Universitätskliniken – entstandenen Post-COVID-Ambulanzen. Deren Name macht bereits deutlich, dass dort Menschen weiter betreut werden, von denen viele wegen eines schweren Akutverlaufs sogar hospitalisiert waren und immer noch an dessen Folgen zu tragen haben – eben: *Post*-COVID. Da die *Long*Covid-Patienten (mit ihren ursprünglich leichten Verläufen) aber gar nicht im Krankenhaus waren, ist es für sie schwierig, dort einen Termin zu bekommen. Erfreulicherweise werden aber aufgrund des unübersehbaren Bedarfs jetzt auch mehr LongCovid-Ambulanzen eingerichtet, an denen auch die Menschen mit Spätfolgen nach milden Akutverläufen betreut werden. Wenn auch diese Entwicklung grundsätzlich sehr erfreulich ist, so fehlt dennoch leider die Vernetzung von Akut- und Rehamedizin.

Wenn in den LongCovid-Ambulanzen alle Register der Akutmedizin gezogen wurden und keine weiteren Behandlungsmöglichkeiten bestehen, gehen die Patienten mit ihrem Leiden und ihren Beschwerden nach Hause. Ich habe selbst mehrfach Universitäten die Zusammenarbeit inklusive einer innovativen gemeinschaftlichen Ambulanz angeboten, doch leider bestand bisher noch kein nachhaltiges Interesse. Ich bleibe dabei, dass es meiner Ansicht nach unerlässlich ist, neue Wege dieser Art zu gehen, auch wenn natürlich immer der Hausarzt an erster Stelle steht und viel leistet.

Hier sei mir eine kurze Abweichung ins Grundsätzliche erlaubt: Auch in dieser Hinsicht zeigt sich allerdings einmal mehr, dass die Rehabilitation immer noch ein Schattendasein führt. Obwohl Deutschland – auch im internationalen Vergleich – führend ist, was die Hardware an Rehakliniken und ihre technische Ausstattung betrifft, so gibt es im Hinblick auf die Software – also die universitäre Lehre im Bereich Rehabilitation – noch erhebliches Entwicklungspotential. Es ist schon staunenswert, dass im Verbund deutscher Universitätskliniken nur sechs Prozent einen spezifischen Lehrstuhl für die Rehabilitationsmedizin haben. Die Verwunderung über die Lage dieses Fachgebiets gilt nicht nur mit Blick auf die Pandemie, sondern auch, wenn man bedenkt, dass in unserer alternden Gesellschaft – Stichwort: demographischer Wandel – der Rehabilitationsmedizin unausweichlich mehr und mehr eine tragende Rolle zukommen wird. In Italien und Frankreich sieht es genau umgekehrt aus; dort ist die Hardware zwar deutlich weniger entwickelt als bei uns, aber stattliche 95 Prozent der Universitäten verfügen über einen eigenen Lehrstuhl für Rehabilitationsmedizin – selbst in den USA sind es immerhin 50 Prozent der Universitäten.

Zurück zum LongCovid-Patienten: Hat er eine stationäre Rehabilitation durchlaufen, sieht er sich bei der anschließenden Nachsorge mit weiteren Hürden konfrontiert, wie ich bereits erläutert habe. Die Schlussfolgerung ist einfach – wir brauchen neue Wege in der Versorgung dieser Patienten, wobei die Digitalisierung einen wichtigen Ansatzpunkt bildet: Schon heute arbeiten wir mit unterschiedlichen Nachsorge-Apps, mit denen sich Betroffene über ihr Smartphone bei kompetenten Stellen Rat und Hilfe suchen können. Zudem etablieren sich gerade mehrere Forschungsprojekte im Bereich Telemedizin – und das ist gut so. Ich denke, viele Menschen wären begeistert, wenn sie nicht zur kilometerweit entfernten Spezialsprechstunde fahren müssten, wo ihnen lange Wartezeiten bevorstehen, sondern es für sie stattdessen Videosprechstunden für bestimmte Fragestellungen gäbe. Auch Therapiemöglichkeiten können zum Beispiel über Apps angeboten werden. Dabei ist klar, dass eine App keinen Therapeuten ersetzt. Dennoch muss man eine *virtuelle* gegen *gar keine* Behandlungsmöglichkeit abwägen; wenn kein analoger Therapeut in nächster Zeit verfügbar ist, würde ich mich sicher für die erste Variante entscheiden.

Wenn im Bemühen um unsere Patienten die Therapien greifen, so kommen wir am Ende auch an den Punkt, dass sie wieder einen Versuch unternehmen können, arbeiten zu gehen. Falls alles gut geht, kann dieser Versuch mit der zuletzt ausgeübten Tätigkeit gelingen. Manchmal freilich wird eine Wiedereingliederung zwar im gleichen Beruf, aber auf einem anderen, weniger belastenden Arbeitsplatz erfolgen müssen. Diese Option sollte am besten in einem Gespräch über das betriebliche Eingliederungsmanagement (BEM) mit dem Vorgesetzten erörtert werden. Betriebsräte sollten sich auf die entsprechenden Beratungserfordernisse und Unterstützungsangebote für ihre Kolleginnen und Kollegen einstellen. Da allerdings auch Arbeitgeber inzwischen die Erfahrung gemacht haben, dass manch ein LongCovid-Betroffener auf sie zugekommen ist, entwickeln einige bereits geeignete Nachsorgemöglichkeiten, die verknüpft sind mit den Strukturen des betrieblichen Gesundheitsmanagements. Wichtig für eine erfolgreiche Wiedereingliederung von LongCovid-Betroffenen ist in jedem Falle ein *langsamer* Einstieg. Wir empfehlen, maximal mit zwei Stunden pro Tag zu beginnen – manchmal sogar noch weniger. Während der stufenweisen Wiedereingliederung (SWE) befinden sich die Betroffenen weiter im Status der Arbeitsunfähigkeit; sie können also für ihre Tätigkeit nicht als alleinig Verantwortlicher eingesetzt werden, sondern nur mit einem weiteren Kollegen gemeinsam. Diese Regel wird bedauerlicherweise in Einzelfällen missachtet – dies gilt insbesondere, wenn Personalknappheit herrscht; dann kann es sein, dass Betroffene mehr als die vorgesehenen Stunden im Rahmen der SWE arbeiten müssen. Dies ist ein Irrweg, auf dem erhebliche Gefahren für Betroffene lauern. In solch einem Fall ist dann aber auch der LongCovid-Patient selbst gefordert, für sich einzustehen und sich abzugrenzen, damit es nicht zu einer Überforderung kommt, die in einer neuerlichen Verschlechterung seines Gesundheitszustandes resultieren und längerfristig zur Beeinträchtigung seiner Arbeitsfähigkeit führen wird. Es muss für alle Beteiligten – im therapeutischen Bereich, aber auch innerbetrieblich – oberstes Ziel sein, LongCovid-Patienten so zu stabilisieren, dass sie wieder dauerhaft ihren Platz im Berufsleben einnehmen können. Wenn Hunderttausende, im schlimmsten Fall vielleicht sogar Millionen Menschen nicht mehr arbeitsfähig sind, bewegen wir uns auf ein volkswirtschaftliches und ökonomisches Szenario von apokalyptischen Dimensionen zu. Nicht nur, dass dann zahllose Arbeitsplätze – möglicherweise auch im Bereich der kritischen Infrastruktur (also im Hinblick auf jene Güter und Dienstleistungen, die für eine Gesellschaft absolut unverzichtbar sind) – auf unabsehbare Zeit nicht besetzt sein werden, sondern auch, dass die Gesamtgesellschaft dann finanziell für die Erwerbsunfähigen wird aufkommen müssen. Neben den vielen anderen negativen Auswirkungen, die die Pandemie für unsere Kinder bereits gezeitigt hat, wäre dies eine Herausforderung, die wir an die folgende Generation weiterreichen, die sie an die Grenzen der Belastbarkeit führen würde. Wer von den Verantwortungsträgern LongCovid nicht ernst nimmt, verschließt die Augen vor einem möglichen GAU unserer Sozialsysteme.

Es gibt bereits jetzt Möglichkeiten, LongCovid-Patienten zu helfen; sie müssen jedoch – nicht zuletzt vor dem beschriebenen Hintergrund – auch konsequent genutzt und weiterentwickelt werden. Corona führt uns die fehlende Vernetzung der verschiedenen Sektoren und Disziplinen der Medizin vor Augen – ebenso wie die strukturellen Defizite im Gesundheitssektor. Dies wird mit Sicherheit nicht die letzte Pandemie sein, mit der wir uns als Teil einer immer rascher und immer enger zusammenwachsenden Weltbevölkerung auseinanderzusetzen haben. Also sollten wir die jetzige Situation als Chance begreifen und alles daransetzen, die erkannten Defizite zu beseitigen. Die Zeit des Beharrens in überkommenen Strukturen und Denkverboten ist vorüber.

Wege aus der Krise – die Pandemie als Lehrmeister

COVID-19 hat uns buchstäblich die Pistole auf die Brust gesetzt und gezwungen, altgewohnte Pfade zu verlassen. Dachten wir noch zu Beginn der Pandemie, in einigen Monaten den Spuk überstanden zu haben, haben wir nach zwei Jahren begriffen, dass Corona die Welt verändert hat. Neben all den beklemmenden Erfahrungen, die wir machen mussten, haben wir uns aber auch weiterentwickelt und sind Optionen zu einer Selbstverständlichkeit geworden, von denen wir vor der Pandemie kaum zu träumen wagten: Homeoffice auch über den Lockdown hinaus, Forschung, die auf Hochtouren läuft und in kürzester Zeit Impfstoffe entwickelt, Flexibilität in der Verwaltung ohne Einbußen an Gründlichkeit statt elend langer Wartezeiten in Genehmigungsverfahren bei der Zulassung neuer Medikamente. Man mag sich gar nicht vorstellen, um wie viel furchtbarer noch die Pandemie verlaufen wäre ohne diese schnellen Entwicklungen. Aus meiner eigenen Erfahrung kann ich berichten, dass es mir als Chefärztin, Ehefrau und Mutter ohne die Digitalisierung als einem Element der (technischen) Weiterentwicklung nicht möglich gewesen wäre, mich in dem Maße in Weiterbildung und Aufklärungsarbeit über LongCovid einzubringen, wie ich es in der virtuellen Welt vermocht habe. Hätte ich immer bei allen Veranstaltungen vor Ort präsent sein müssen, wäre die Vielzahl an kommunikativen Herausforderungen nicht zu bewältigen gewesen. Auch für die ambulante Versorgung unserer LongCovid-Patienten –

aber auch für alle anderen – lohnt es sich, über den Tellerrand zu schauen und die Möglichkeiten der Digitalisierung zu nutzen und auszubauen.

Perspektiven

Alle medizinischen Fachbereiche beschäftigen sich in Teilaspekten mit LongCovid. Da aber so viele verschiedene Organsysteme beteiligt sind, kann LongCovid nie allein durch eine Fachrichtung ganzheitlich erfasst werden. Was wäre, wenn es einen übergeordneten Fachverband LongCovid gäbe, bei dem alle, die an der Erforschung, Behandlung und Versorgung von LongCovid und den davon Betroffenen beteiligt sind, interdisziplinär und über die Grenzen des eigenen Fachgebiets hinaus zusammenarbeiten würden? Ein innovativer Ansatz – etwas Vergleichbares ist national und auch international in dieser Form nicht bekannt. Nun ist es nicht ganz einfach, mal eben schnell einen deutschlandweiten interdisziplinären Verband zu gründen. Wie ich feststellen musste, bedarf es einiger Klimmzüge der Bürokratiebewältigung. Daher bin ich umso dankbarer, deutschlandweit Mitstreiter gefunden zu haben. Am 20. Dezember 2021 war es so weit: Mit zwölf Gründungsmitgliedern haben wir in der Berliner Charité den Ärzte- und Ärztinnenverband LongCovid e.V. ins Leben gerufen. Alle Kolleginnen und Kollegen aus den medizinischen Heil- und Pflegeberufen sind selbstverständlich herzlich willkommen. Es versteht sich von selbst, dass wir auf die Zusammenarbeit mit der Industrie, verschiedensten Organisationen und Verbänden, Kostenträgern und Vertretern der Politik angewiesen sind. Erfreulicherweise stieß der Verband rasch auf breites Interesse. Immer mehr Kolleginnen und Kollegen schließen sich an, weil wir zusammen für LongCovid mehr erreichen und vor allem unser Wissen weitergeben können. Es ist wichtig und hilfreich, dass ein ebenso kompetenter wie exponierter Repräsentant im

Kampf gegen die Pandemie in Gestalt des Bundesgesundheitsministers Karl Lauterbach die Schirmherrschaft übernommen hat. Zur ersten Präsidentin des Verbandes* gewählt, werde ich mich mit ihm und gemeinsam mit meinen Kolleginnen und Kollegen dafür einsetzen, der Initiative gegen LongCovid gesellschaftliches Gewicht zu verschaffen und ihr Gesicht und Stimme zu verleihen.

---

* https://www.long-covid-verband.de/

Schlusswort

COVID-19 ist ein beklemmendes Jahrhundertereignis – ebenso wie es die großen Seuchen vergangener Jahrhunderte waren. Die Pandemie und ihre mannigfaltigen Spätfolgen, über die ich in diesem Buch – mitunter emotional berührt – berichtet habe, waren, sind und bleiben für unsere Gesellschaft wie für alle Staaten der Welt eine globale Herausforderung. Was bleibt, ist die Hoffnung im Angesicht von Not und Gefahr – ein Thema, das Berufenere als ich in wohlgesetzte Worte gefasst haben, so wie Shakespeare: «Im Elend bleibt kein anderes Heilungsmittel als Hoffnung nur» und Goethe: «Die Hoffnung hilft uns leben.» Aber *unsere* Hoffnung muss eine *tätige Hoffnung* bleiben. Wenn wir die Pandemie bezwingen wollen, ist für mich unabdingbar ein hohes Maß an Flexibilität, um stetig auf wechselnde Anforderungen der Krankheit selbst und des Lebens in und mit der Krankheit reagieren zu können. Das Ziel lohnt jeden Einsatz! Denn wie ich auf den vorhergegangenen Seiten aufgezeigt habe, verlangt die SARS-CoV-2-Pandemie zahllose Opfer, zerstört Existenzen und hält für Menschen bedrückende Schicksale bereit. Doch bei allen Belastungen, die damit einhergehen, habe ich keine Zweifel, dass unsere Gesellschaft diese Pandemie nicht nur überstehen, sondern sogar gestärkt daraus hervorgehen wird, wenn wir Akzeptanz und Verständnis füreinander entwickeln. Exzellente Forschung, Digitalisierung, Verbesserungen im Gesundheitssektor nehmen Fahrt auf, Frauen und Männer in Heil- und Pflegeberufen arbeiten bis über die Grenzen der Erschöpfung hinaus, die weit überwiegende Mehrheit der Bevölkerung erträgt mit bewundernswerter Haltung jene Zumutungen, die sich niemand wünscht, die aber im Angesicht der Krankheit unabweislich sind, und verhält sich solidarisch. Das alles kommt letztlich auch der besseren Versorgung unserer LongCovid-Patienten zugute. Mit diesem Buch möchte ich meinen Beitrag leisten, etwas Licht ins Dunkel zu bringen, das SARS-CoV-2 umgibt, und das Chamäleon LongCovid besser zu verstehen, um den Betroffenen zu helfen und Hoffnung zu geben.

Register

Abgrenzung 13, 118, 123, 126
Achtsamkeitstraining 122
Aktionismus 13
Aktivitätsmanagement 122
Akupunktur 149
Akuterkrankung 31, 44, 74, 99
– Infektion 27, 50, 82, 103, 104, 107
– Medizin 21, 157, 160
– Phase 32, 44, 45, 78, 97, 116, 129
– Symptomatik 44
– Verlauf 18, 30, 31, 33, 41, 42, 44, 80, 88, 91, 92, 100, 112, 151, 159
Allergie 114, 116, 148
Allgemeinmedizin 23
Altersgruppen 28, 151
Alveolen (Lungenbläschen) 33, 51, 62
Analgesie (Schmerzlinderung) 56
Angehörige 21, 48, 49, 56, 57, 68, 74, 78, 89, 92, 94, 156
Ängste 10, 11, 12, 17, 21, 33, 43, 47, 55, 66, 70, 79, 83, 84, 92, 93, 94, 101, 117, 124, 127, 135, 155
Angststörung 78, 110
Ansteckungsrisiko 83, 106
Antikörper 45, 106, 107, 145
Appetitlosigkeit 31
Arbeitsfähigkeit 111, 162
Atelektase 52
Atembeschwerden 110
– Frequenz 50
– Hilfsmuskulatur 34, 62, 63, 67, 86, 116, 129
– Kraft 51
– Mechanik 43, 54, 57, 63, 64, 69, 71, 88, 91
– Muskeln 34

– Muskulatur 63, 64, 66, 72, 73, 74, 75, 91, 129
– Not 31
– Technik 67, 68, 70, 75, 76, 88, 101, 116, 117, 129, 143
– Therapie 63, 65, 66, 70, 71, 74, 75, 129
– Training 59, 88
Atmung 26, 34, 57, 59, 61, 62, 63, 64, 65, 66, 67, 69, 71, 73, 75, 76, 77, 143
Atrophie (Muskelschwund) 54, 132
Aufmerksamkeitsstörung 55
Ausatmung siehe Exspiration
Ausbreitung 25
Ausbruch 24, 27, 114
Ausdauertraining 77, 88
Ausschlussdiagnose 45, 109
Austrocknung siehe Dehydratation
Autoantikörper 45, 106, 107, 138, 143, 145, 146
Autoimmunerkrankung 45, 143
– Reaktionen 45, 114
Bakterien 53, 113
Bauchlagerung 55, 65
Bauchschmerzen 31
Beatmung 34, 51, 64, 90, 98, 99
– Gerät 35, 52, 59, 89
Bedrohung 11, 21, 157
Behandlungsansatz 45
– Möglichkeit 161, 169
– Methoden 34, 125, 147
Belastbarkeit 54, 63, 91, 128, 163
Belastungen 34, 41, 44, 50, 57, 58, 63, 64, 69, 78, 88, 90, 97, 115, 129, 167
– psychische und seelische 77, 94
– psychosomatische 44
– Insuffizienz 36, 76, 116

Register

Berufserkrankung 48, 95
– Gruppe 32, 48, 94
Beschwerden 9, 10, 21, 31, 36, 37, 45, 46, 47, 50, 54, 55, 63, 106, 107, 108, 109, 110, 113, 117, 120, 129, 139, 140, 151, 153, 157, 159, 160
– Bilder 31
– Komplex 110
Betäubung siehe Sedativa
Bettlägerigkeit 54, 121
Bindehautentzündung 32
Blut 33, 34, 45, 50, 51, 52, 56, 62, 69, 98, 106, 143, 144, 145, 146
– Gerinnsel siehe Thrombose
– -körperchen 107, 143, 144
– Vergiftung siehe Sepsis
– Wäsche siehe Plasmapherese
– Zirkulation 107
Borreliose 45
Brain fog (Gehirnnebel) 110, 133
Bronchialasthma 43, 67
Bronchien 62, 67, 74
Brustschmerzen 36, 110
C-Lagerung (Halbmondlagerung) 72, 73
Chronic Fatigue Syndrome (CFS) 54, 110, 111, 112, 113, 114, 115, 118, 137, 139, 148
Chronifizierung 45
Chronisches Erschöpfungssyndrom siehe Chronic Fatigue Syndrome
CIP 54, 56
COPD 43, 67, 74
Coronapandemie 20, 99
Coronavirus 25, 26
COVID-19 10, 14, 15, 20, 23, 26, 28, 30, 31, 32, 33, 36, 42, 43, 48, 50, 52, 53, 55, 57, 62, 77, 78, 80, 83, 84, 85, 88, 89, 92, 94, 95, 96, 99, 104, 105, 109, 119, 140, 141, 149, 151, 155, 157, 164, 167
COVID-Infektion 21, 152
Crashs 121, 122, 123, 124, 126, 127
Critical Illness 43, 54
– Polyneuropathie, siehe: CIP
Dauer 21, 35, 90, 147
Dehydratation 33

Dekonditionierung 54
Delirium/Delir 55, 56, 91
Delta-Variante 28
Depression 47, 56, 78, 79, 113, 114, 117, 124, 127
Diabetes mellitus 30, 118
Diagnostik 16, 38, 39, 44, 46, 47, 104, 107, 109, 159
Dialyseverfahren 34
Drei-Gruppen-Prinzip 40
Druckkammertherapie 141, 144
Durchbruchsinfektionen 103, 150
Durchfall 31
Dysfunktion 32
Dyspnoe (Luftnot) 33
ECMO (Extrakorporale Membranoxygenierung) 34, 41, 52, 93
Einatmung siehe Inspiration
Einschränkungen 19, 43, 63, 71, 77, 79, 88, 106, 130, 142
– kognitive 15, 55, 56, 113, 118, 133, 134, 143
– neurologische 41, 43, 118, 133
Elektrotherapie 131, 132
Eminenz 85
Empathie 58
Endemie 25
Entspannungsverfahren 70, 71
Entwöhnungsphase 90
Entzündung 44, 52, 73, 98, 143
– Mediatoren 51, 54
– Reaktion 51, 54, 56, 98, 143, 146, 151
Epidemiologie 23, 24
Epstein-Barr-Virusinfektion 45
Erbrechen 31
Ergotherapie 48, 134, 159
Erkältungserscheinungen 26
Erkrankte 19, 35, 36, 84, 111
Erkrankung 11, 20, 23, 24, 25, 28, 30, 31, 35, 37, 38, 39, 42, 45, 48, 53, 58, 61, 62, 78, 85, 87, 90, 95, 105, 111, 112, 114, 115, 117, 118, 119, 128, 129, 134, 135, 141, 147, 150
– chronische 30, 45, 115, 117, 135
– Häufigkeiten 24
Ernährung 86, 148

Erscheinungsbilder 32
Erschöpfung 13, 44, 54, 110, 113, 114, 118, 120, 121, 124, 139, 167
– chronisches siehe Chronic Fatigue Syndrome (CFS)
– postviral siehe Fatigue, postvirale
– Syndrom, siehe: Fatigue
Erschöpfungszustand 102
Erwerbsfähigkeit 48
Erwerbsunfähigkeit 49, 115, 155
Evidenz 38, 85
Existenzängste 117
Existenzgrundlage 32
Expertenwissen siehe Eminenz
Exspiration (Ausatmung) 62, 63, 65, 66, 67, 73
Fähigkeitsverlust siehe Dekonditionierung
Fallgeschichten 102
Familienangehörige 47, 56
Fatigue 102, 112, 115, 116, 118, 119, 120, 125, 127, 128, 129, 133, 134, 139
Fatigue-Behandlungen 128
Fatigue, postvirale 114, 124
– Schub siehe Crashs
– Symptomatik/Symptome 76, 111, 116, 125, 140
Fieber 31, 32, 33, 36, 55, 113
Flexibilität 15, 19, 83, 85, 86, 164, 167
Folgen, gesundheitliche 24
Forschung 21, 95, 103, 104, 107, 115, 135, 140, 147, 156, 164, 167
Frommhold, Jördis 40, 41
Frühmobilisation 56
Funktionseinschränkungen 77
Funktionsreduktion 34
Funktionsstörung 31
Gedächtnisstörungen 132
Geduld 9, 16, 19, 58, 61, 80, 97
Gefäßsystem 52
Gehirn 52, 56, 138, 141, 142, 143, 146
– Gefäße 56, 143
– Nebel siehe Brain fog
Gelenkschmerzen 131, 132, 140

Genesene 26, 27, 35, 36, 40, 41, 42, 44, 100, 105
Genesung siehe Rekonvaleszenz
Genesungsprozess 96
Gerinnungssystem 34
Geruchssinn 31, 32, 139, 142
– Störungen 110, 116
Geschichte 12, 94, 131
Geschmackssinn 31, 32, 142
– Störung 110, 116
Gesellschaft 10, 18, 21, 25, 100, 106, 125, 156, 161, 163, 167
Gesundheit 35, 99
– geistige 35
– Management 49, 162
– Politik 49
– Sektor 163, 167
– System 21, 81, 103, 157
Gesundung 20
Gliederschmerzen 31
Goethe, Johann Wolfgang von 167
Grunderkrankungen 35, 57, 99
Haarausfall 110, 116
Halbmondlagerung siehe C-Lagerung
Halsschmerzen 26, 31
Handlungsempfehlungen 38, 39, 49, 85, 109, 128, 159
Hartmann, Emil 131
Hausarzt 16, 89, 158, 160
Hautausschläge 32
Heilung siehe Rekonvaleszenz
Herz 15, 34, 52, 116
Herz-Kreislauf-System 30
Herz-Kreislauf-Versagen 151
Herzklopfen 110
Herzmuskelentzündung 43, 52
Herzrasen 117, 119
Herzrhythmusstörung 52
Herzstolpern 110
Hesse, Hermann 15
Hirnleistungstraining 134
Hirnzellen 55, 56
Hochrechnung 24
Homöopathie 147
Hospitalisierte 35
Hospitalisierung 42
– Raten 102
– Zahlen 28

Register

Husten 26, 31, 64, 113
Hustenreiz 63, 116, 128
Hygiene 33
– Konzept 82
– Richtlinien 150
– Schulung 82
Hyperventilation 57, 64, 66, 69, 116, 129
Hypoxie, stille (Sauerstoffabfall) 33
Immunabwehr 30, 108
Immunsystem 27, 30, 113, 114, 119, 137
Impfquote 27, 28, 151
Impfstoff 27, 102, 151, 164
Impfung 27, 28, 42, 102, 103, 149, 150
Infektion 14, 15, 16, 18, 20, 21, 25, 26, 28, 30, 31, 32, 34, 35, 36, 37, 38, 40, 41, 42, 43, 44, 45, 50, 57, 76, 77, 80, 83, 85, 86, 88, 95, 99, 103, 104, 106, 107, 108, 109, 113, 114, 117, 118, 119, 140, 141, 148, 149, 150, 151, 152, 155, 157
– grippale 31
– Anfälligkeit 116, 148
– Geschehen 25, 28, 56
– Krankheit 19, 24, 112, 113
– Zahlen 28, 103, 151
Infektiösität 36
Infizierte 26, 28, 30, 32, 35, 40, 42, 95, 105, 151, 158
Inspiration (Einatmung) 62, 63, 66, 71, 73
Intensivmedizin 34, 50, 53, 55, 57, 64, 88, 89
Intensivpatienten 35, 42, 43, 53, 57, 58, 78
Intensivstation 20, 32, 42, 50, 53, 55, 56, 57, 60, 62, 64, 69, 77, 78, 86, 89, 91, 93, 94, 96, 101, 102, 103, 151, 154, 155
Intensivstationsaufenthalt 100
Intoleranz 148
Inzidenz 23, 24, 25
Isolation 78, 90, 92
Jugendliche 28, 108, 151, 152, 153

Kapazitätsgrenzen 20
Kardinalsymptome 42
Kinder 21, 28, 47, 108, 142, 151, 152, 153, 163
– Heilkunde 23
Klassifizierung 37, 38, 39, 40, 41, 50, 100, 105
– Möglichkeit 37
Klinikaufenthalt 43, 135
Kohlendioxid 33, 51, 52, 61, 62, 69
Kollateralschäden 94, 153
Koma 34, 51, 54, 56, 59, 78, 87, 89, 93
Kommunikationsprobleme 21
Kompetenz 23
Komplementärmedizin 147, 148
Komplikationen 33, 53, 55, 146
Konzentration 115, 134, 142
Koordinationsprobleme 60, 77, 129, 130
Koordinationsstörungen 130
Koordinationstraining 77, 130
Kopfschmerzen 110, 111
Körperfunktionen 58
Körperpflege 60
Kostenträger 10, 125, 141, 159, 165
Krafttraining 73, 77, 88, 132
Krankheitsgeschichte 92
Krankenhaus 20, 27, 28, 33, 35, 43, 44, 56, 78, 81, 87, 89, 92, 93, 94, 96, 97, 98, 101, 160
Krankenkasse 141, 146, 159
Krankheit 10, 14, 15, 18, 21, 24, 25, 31, 32, 58, 63, 78, 81, 87, 93, 94, 104, 108, 109, 111, 118, 125, 126, 135, 136, 137, 140, 141, 147, 154, 155, 156, 159, 168
– Aktivität 25
– Bild 22, 37, 38, 45, 47, 55, 104, 105, 106, 107, 108, 110, 111, 112, 113, 115, 128, 134, 137, 155, 156
– onkologische 24
– Ursache 20
– Verlauf 24, 28, 30, 31, 37, 50, 101, 105, 122, 123, 124, 154
Krebserkrankung 24, 30, 115
Kurzzeitgedächtnis 113, 132, 142

Lähmung 54
Langzeitbeatmung 34, 90
Langzeiteffekte 39
Langzeitfolgen 20, 21, 53, 56, 110, 113
Lärmempfindlichkeit 111
Latenz 41, 44
- Phase 20
Lauterbach, Karl 166
Leben, öffentliches 28, 84, 95, 105, 154, 155, 157
- Einstellung 125
- Führung 20
- Qualität 32, 44, 91, 111
- Stil 46
- Weise 86
Lebererkrankungen 30, 139
Leistungsgrenzen 20, 52, 111, 122
Leistungskorridor 119
Leistungsminderung 41, 43, 54, 76
Leistungsmöglichkeit 123
Leistungsniveau 44
Leitlinien 37, 38, 39, 40, 50, 100, 105
Leitlinienempfehlung 38
Lockdown 26, 81, 153, 164
Lockerungen 28
LongCovid
- Ambulanzen 160
- Fatigue 13, 54, 110, 115, 118, 119, 120, 121, 123, 126, 127, 128, 142
- Patienten 10, 13, 15, 16, 18, 37, 40, 45, 46, 48, 49, 76, 85, 89, 106, 108, 110, 112, 118, 122, 123, 124, 127, 128, 130, 132, 136, 133, 140, 142, 144, 146, 148, 150, 157, 158, 159, 160, 161, 162, 163, 165, 168
- Symptomatik 102, 151
- Symptome 14, 16, 41, 48, 100, 102, 105, 107, 108, 115, 117, 138, 144, 148, 149, 150, 151
- Therapieprogramm 85
Luftnot siehe Dyspnoe
Luftröhrenschnitt siehe Tracheotomie

Lungen
- Arterie 52
- Bläschen siehe Alveolen
- Embolie 52
- Emphysem 43
- Entzündung, virale siehe Pneumonie
- Erkrankung 62, 69, 72
- Fibrose 43, 139
- Gefäße 51
- Gewebe 33
Lymphknotenschwellung 32
Magen-Darm-Infektion 31
Marker 25, 36, 42, 45, 107
Maskenbeatmung 51
ME/CFS (Myalgische Enzephalomyelitis/das Chronische Fatigue-Syndrom) 54, 110, 111, 112, 113, 114, 115, 118, 137, 139, 148
Medien 10, 23, 35, 154
Medienwelt 23
Medikamente 32, 39, 53, 56, 74, 89, 90, 118, 137, 138, 140, 144, 145, 164
Menschheit 21, 23
Müdigkeit 110, 113, 141
Multiorganversagen 52
Multisystemerkrankung 31, 50
Muskel
- Schmerzen 111, 116, 130, 131, 132
- Schwäche 54
- Schwund siehe Atrophie
Muskulatur 34, 43, 54, 62, 64, 73, 75, 132
Mutation 25, 27, 28, 29, 83, 151
Nachbeobachtungen 43
Nachlassen von Symptomen siehe Remission
Nachsorge 17, 56, 76, 161
Nachsorgemöglichkeit 162
Nahrungsaufnahme 33
Nahtoderfahrungen 43, 78
Nasensonden 51
National Institute for Health and Care Excellence (NICE) 37
Naturheilverfahren 147
Negativspirale 47, 119, 123, 124

Nervenentzündung 54
Nervensystem 54, 114
Neuerkrankungen 24, 25
Neuinfektionen 25
Nieren 30, 34, 90, 144
Nierenschädigungen 52
Nierenversagen 34
Normalität 22, 121
Notaufnahme 34, 68, 94
Notfallsituation 68
Notlage 26
Obstruktion 43
Omikron 29, 32, 103
Osteopathie 147, 149
Pacing 13, 122, 125
Pädiatrische inflammatorische Multisystemsyndrom (abgekürzt PIMS) 151
Pandemie 10, 11, 12, 19, 20, 21, 23, 24, 25, 26, 27, 28, 42, 48, 56, 77, 78, 81, 83, 84, 94, 95, 100, 103, 104, 109, 111, 113, 135, 140, 151, 152, 153, 155, 159, 161, 163, 164, 166, 168
– Entwicklung 27, 82
– Verlauf 27
– Welle 81, 102
Panik 33, 66, 67, 69, 81, 155
Panikattacken 13, 47, 69, 70, 78, 93, 117, 127, 135
Patientengruppe 28, 49
Patientenversorgung 21
PEM – Post Exertional Malaise 111, 115, 119
Pfeiffersches Drüsenfieber 45, 113
Pflegebedürftigkeit 91, 115
Pflegedienstleistung 49
Pflegeheim 27
Pflegekräfte 126
Pflegepersonal 20, 94, 95
Physiotherapeuten 75, 95, 100
Physiotherapie 48, 159
Plasmapherese (Blutwäsche) 90, 144, 145, 146
Pneumonie (Lungenentzündung, virale) 33, 51, 53, 72, 74, 86, 89, 96, 113, 116
Polyneuropathie 43, 54

Population 24
Post-Intensive-Care-Syndrom (PICS) 43, 54, 56, 57
Post-COVID 21, 40, 46, 74, 77, 80, 84, 86, 94, 100, 101, 103, 150, 160
– Ambulanz 159
– Patient 43, 44, 57, 65, 67, 69, 71, 73, 74, 76, 77, 79, 80, 84, 85, 86, 87, 91, 92, 93, 94, 97, 100, 102
– Symptomatik 102
– Symptome 43, 50, 53, 57, 63, 105
– Syndrom 37
posttraumatische Belastungsstörung (PTBS) 55, 79, 116
Prädikator 42
Prävalenz 23, 24
Prävention 53, 54
Präventionsmöglichkeiten 24
Prophylaxe 72
Psychosomatik 55
Psychotherapie 48, 135, 159
Pulsschwankungen 111, 116
Qigong 70, 71
Quarantäne 44
Quarantänezeit 36
Reflex 62
Regression 24, 25
Rehabilitation 17, 39, 40, 44, 46, 48, 54, 57, 60, 79, 80, 85, 90, 92, 97, 101, 118, 124, 125, 128, 132, 134, 157, 159, 160, 161
– Klinik 60, 81, 136
– Maßnahmen 16, 56, 84, 91, 128
– Medizin 21, 156, 160, 161
– Therapie 40, 99
Reizdarmsymptomatik 114
Reizempfindlichkeit 114
Rekonvaleszenz (Genesung, Heilung) 35, 36, 37, 45, 47, 57, 58, 77, 78, 80, 117, 121, 127, 135, 147, 149, 152
Remission (Nachlassen von Symptomen) 35
Restriktion 43
Rettungsdienst 33

Register 175

Rippen 34, 55, 63
Risiko 30, 42, 103, 114, 137, 145, 150, 151
Risikofaktoren 30, 42, 46, 88, 92, 113
Robert Koch-Institut (RKI) 28, 35, 110
S1-Leitlinie 37, 38
SARS-CoV-2 10, 25, 26, 28, 30, 51, 55, 76, 83, 86, 88, 89, 95, 106, 113, 151, 154, 167, 168
SARS-CoV-2-Infektion 9, 76, 83, 86
SARS-CoV-2-Pandemie 25, 113, 167
Sauerstoff 33, 34, 50, 51, 52, 61, 62, 65, 87, 96, 97, 98, 142, 143, 146
– Abfall siehe Hypoxie
– Aufnahme 56
– Gabe 51, 82, 96, 98
– Gehalt 33, 69
– Sättigung 33, 34, 50, 51, 98
– Therapie 140, 141, 142, 143
– Transport 107
– Unterversorgung 56
Schäden 23, 125, 139
Schäden, neurologische 35
Schädigung, entzündliche 33, 50
Schlaflosigkeit 111
Schlafstörung 116, 118, 140
Schlucktraining 60
Schmerzen 54, 63, 116, 118, 128, 129, 131, 141, 142
– Linderung siehe Analgesie
– Therapie 56
Schnüffelatmung 71, 72
Schnupfen 26, 31
Schonatmung 57, 63, 64, 65, 116, 129
Schutzmechanismen 33, 61, 102
Schutzreaktion 33
Schwäche 31, 139
Schwindel 70, 77, 90, 91, 111, 119
Sedativa (Betäubung) 56
Selbständigkeit 57, 58, 60
Selbstdisziplin 13, 118, 123
Selbsterkenntnis 124

Selbsthilfegruppe 14, 127, 135, 157
Selbstmanagement 125
Sensibilitätsstörungen 43, 130
Sepsis (Blutvergiftung) 53
Seuche 19, 21, 24, 26, 27, 83, 167
Shakespeare, William 167
Simulantentum 47
Sorgen 14, 21, 89, 94
Spanische Grippe 21, 112, 113, 117
Spätfolge 20, 27, 28, 31, 35, 36, 38, 40, 50, 84, 92, 100, 103, 104, 117, 155, 158, 160, 167
Spätgenesene 42
Spontanatmung 59, 60
– Versuche 56
Sprechtraining 60
Stabilisierung 44, 49, 57, 82, 93, 94, 98, 101
Stadium 31, 34, 44, 52, 53, 59, 104, 121, 140
Stanger, Heinrich 131, 132
Stangerbad 131, 132
Statistik 27, 112
Störungen, gesundheitliche 23
Studien 10, 11, 20, 24, 38, 39, 45, 46, 53, 56, 79, 85, 91, 102, 105, 106, 107, 108, 110, 112, 128, 137, 139, 141, 144, 146, 147, 148, 149, 150, 152, 158
Studienergebnisse 38, 39, 40, 128
Symptom 10, 13, 14, 16, 20, 21, 26, 30, 31, 32, 33, 35, 36, 37, 39, 41, 43, 44, 45, 46, 47, 48, 50, 53, 55, 57, 63, 78, 85, 90, 100, 102, 104, 105, 106, 107, 108, 109, 110, 113, 114, 115, 116, 117, 118, 119, 122, 128, 129, 130, 133, 134, 138, 141, 142, 143, 144, 148, 149, 150, 151, 152, 153, 157, 159
– Ausprägungen 106, 117
– Konstellation 31, 50, 54
– Linderung 117
– psychosomatisches 47
– Tagebuch 112
– unspezifisches 32
– Verschlechterung 121
Syndrom 26, 151

Taubheitsgefühl 43, 91, 130, 140
Teststrategie 32
Therapie 13, 24, 38, 40, 45, 46, 53, 56, 57, 72, 74, 75, 77, 78, 80, 85, 108, 109, 111, 123, 124, 125, 127, 131, 132, 140, 141, 142, 143, 144, 145, 148, 149, 157, 159
– alternativmedizinische 147
– Ansatz 13, 20, 48, 54, 76, 112, 115, 132, 134, 137
– Empfehlung 47
– Formen 9, 48, 132, 142, 159
– Konzept 85, 86
– Möglichkeiten 13, 48, 78, 104, 110, 115, 117, 127, 143, 147, 161
– Optionen 16, 39, 49, 57, 114, 118, 140, 149, 159
– Plan 17, 46, 88, 105, 124, 128, 130
– Verfahren, alternatives 21
– Verfahren, experimentelles 21, 147
Thrombose (Blutgerinnsel) 52, 56
Todesangst 33, 78
– Opfer 19
Tote 19, 112
Tracheotomie (Luftröhrenschnitt) 34, 90, 101
Traditionelle Chinesische Medizin 147, 149
Training 60, 61, 63, 70, 71, 73, 76, 77, 87, 88, 121, 132, 134
Übelkeit 31
Überforderung 80, 96, 103, 119, 121, 122, 124, 125, 126, 127, 162
– Neigung 125
Übergewicht 30
Überlastung 77, 103, 111, 117, 119, 121, 124, 125, 142
Überlastungssituation 59
Überlebenschancen 78, 99
Überlebenskampf 58
Überreaktion 31
Übungen 65, 68, 74, 75, 77, 130
Umdenken 20
Umfeld, psychosoziales 35

Unterfunktion 31, 32
Unterstützungsangebot 162
– klinische 39, 46
– Befund 47
Unterversorgung 49, 143
Ursachen 9, 20, 24, 31, 36, 37, 39, 45, 46, 54, 56, 57, 67, 100, 104, 106, 107, 109, 113, 114, 129, 131, 137, 151, 155, 159
Vergangenheit 21
Verhaltenstherapie 122
Verlauf 20, 24, 31, 41, 42, 44, 46, 50, 53, 55, 57, 64, 76, 78, 79, 80, 84, 88, 91, 92, 93, 98, 100, 102, 105, 124, 148, 150, 152, 160
Verlauf, milder 20, 28, 41, 44, 46, 84, 91, 92, 100, 101, 105, 151, 160
– lebensbedrohlicher 41, 78, 79, 92
– Formen 78
Verlustängste 93
Versorgungsstrukturen 21, 154, 155, 158
– ambulante 21
Verstorbene 26, 35
Vierfüßlerstand 71, 72
Virusmutation 28
– Persistenz 107
Vitalparameter 51
Vitamin D 148
Volkskrankheit 25
Vorerkrankung 18, 20, 27, 30, 46, 88, 90, 91, 92, 96
Vorhersage 24, 42
Weaning 59
Welle 20, 27, 28, 29, 56, 77, 99, 103, 112, 151
Weltgesundheitsorganisation (WHO) 26, 37, 105
Wiedereingliederung 61, 80, 136, 162
Wieler, Lothar 28
Wissenschaft 23
Wortfindungsstörungen 18, 115, 133
Yoga 70
Zeitungen 23, 156
Zustand, lebensbedrohlicher 34
Zwerchfell 34, 63, 65, 71